改变世界的科学

THE SCIENCE
THAT CHANGED THE WORLD

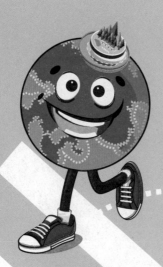

U0222539

数学

物理学

化学

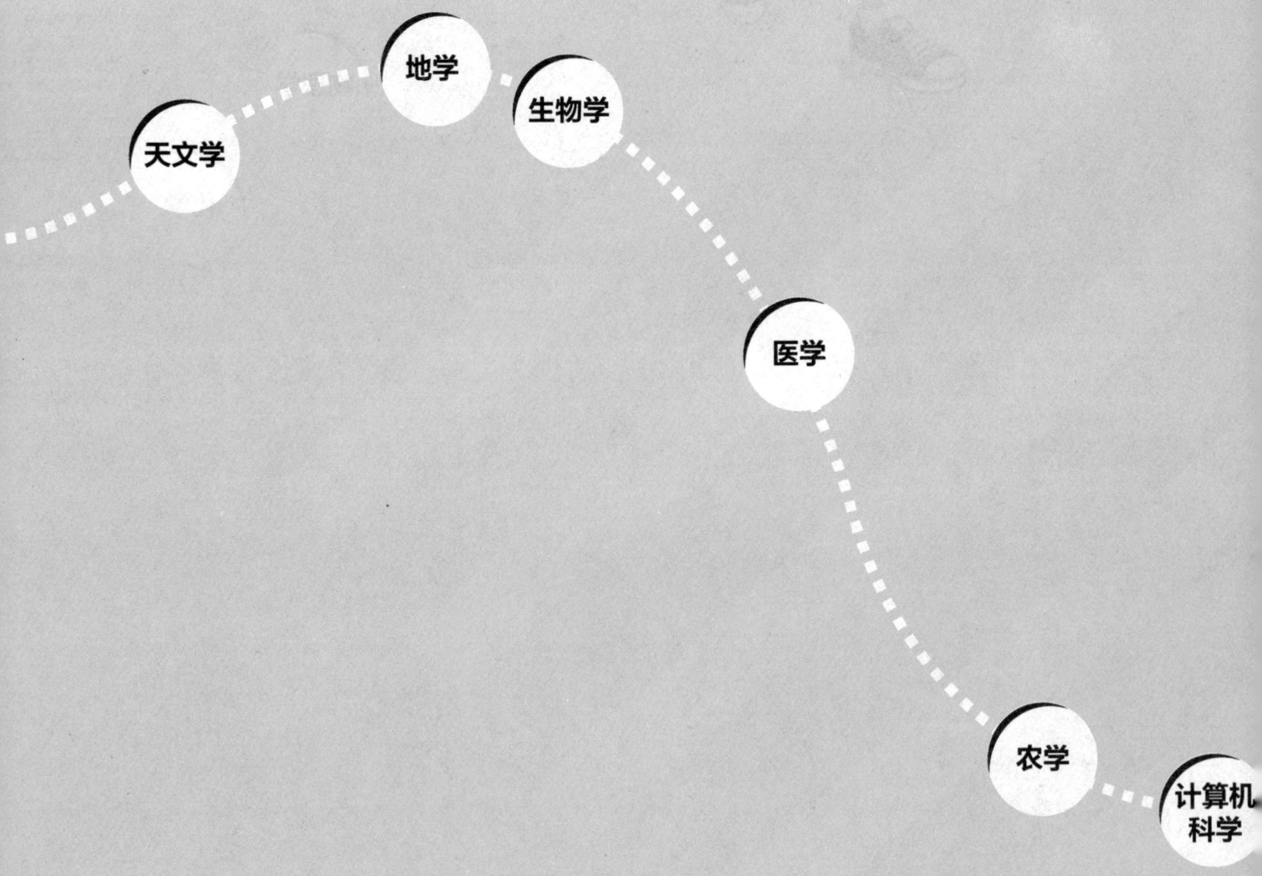

天文学

地学

生物学

医学

农学

计算机
科学

上海出版资金项目
Shanghai Publishing Funds

王 元 主编

改变世界的科学

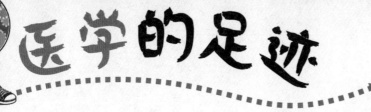

医学的足迹

许华芳　刘学礼　谢　菁　艾志龙　严忠浩 · 著

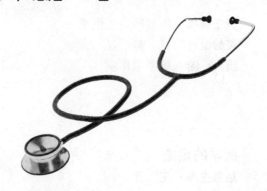

上海科技教育出版社

图书在版编目（CIP）数据

医学的足迹/许华芳等著．—上海：上海科技教育
出版社，2015.11（2022.6重印）
（改变世界的科学/王元主编）
ISBN 978-7-5428-6227-3

Ⅰ．①医… Ⅱ．①许… Ⅲ．①医学—青少年读
物 Ⅳ．①R-49

中国版本图书馆CIP数据核字（2015）第094277号

责任编辑 伍慧玲 王世平
装帧设计 杨 静 汪 彦
绘 图 黑牛工作室

改变世界的科学

医学的足迹

丛书主编 王 元
本册作者 许华芳 刘学礼 谢 菁 艾志龙 严忠浩

出版发行 上海科技教育出版社有限公司
　　　　　　（上海市闵行区号景路159弄A座8楼 邮政编码201101）
网 址 www.sste.com www.ewen.co
经 销 各地新华书店
印 刷 天津旭丰源印刷有限公司
开 本 787×1092 1/16
印 张 13
版 次 2015年11月第1版
印 次 2022年6月第3次印刷
书 号 ISBN 978-7-5428-6227-3/N·946
定 价 69.80元

从20 000年前的古老陶片到20世纪末的神奇碳纳米管，

从5000年前美索不达米亚的早期天文观测到21世纪的星际探索，

从3000年前记录的动植物学知识到2000年人类基因组草图完成，

……

一项项意义深远的科学发现，

就像人类留下的一个个深深的足迹。

当我们串起这些足迹时，

科学发现过程的精彩奇妙，

科学探索征途的蜿蜒壮丽，

将一览无余地呈现在我们面前！

1863年

13世纪后期

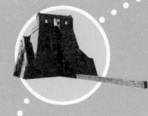

约公元前18 000年

约公元前3世纪

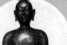

亲爱的朋友们
请准备好你们的好奇心
科学时空之旅
现在就出发！

2000年

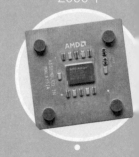

1026年

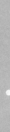

约公元前90年

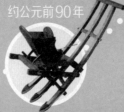

目 录

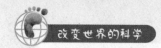

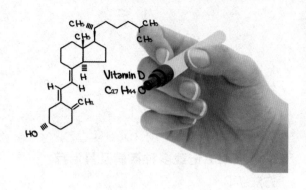

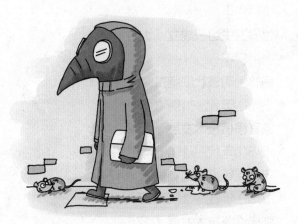

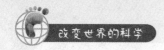
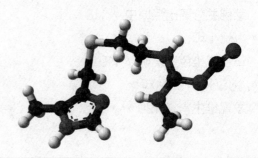

约公元前2000年
巴比伦医学已具雏形

自人类诞生起,我们勤劳的祖先就不断地进行社会生产实践,改造自然,以更好地生存繁衍。在复杂的环境中,在不能得到很好保护的条件下,疾病便与人类共同存在。于是,经过长时间的探索、思考和总结,医学从人类社会生产、人类与疾病斗争的实践中产生了。

幼发拉底河和底格里斯河中下游的美索不达米亚地区(今伊拉克境内)、尼罗河流域的古埃及、印度河和恒河流域的古印度、黄河流域的古华夏等地域,地处河谷,雨量充沛,利于人类居住、生活。当人类定居下来后,这些地区逐渐形成了人类古代文明的四大中心,也孕育了古老医学的雏形。

西南亚的幼发拉底河和底格里斯河的中下游地区古称"美索不达米亚",公元前5000—前4000年之间,这里产生了最早的苏美尔文明。公元前2000年,阿摩利人在此建立古巴比伦王国。美索不达米亚早期的医学充满神话色彩。最古老的医神是月亮神,掌管药草的生长。两河流域的医疗活动几乎都掌握在巫师手中,他们用魔术、符箓来治病。巴比伦人很早就注意观测天体星辰变化与人类疾病的关系,认为一切自然现象都影响人体,逐渐产生了"天人一致"的观念。他们还认为血是生命功能的源泉,也是生命活力的输送者,而肝脏是人体藏血的最重要器官,是"灵魂"的居所,因此常用动物的肝脏进行占卜。

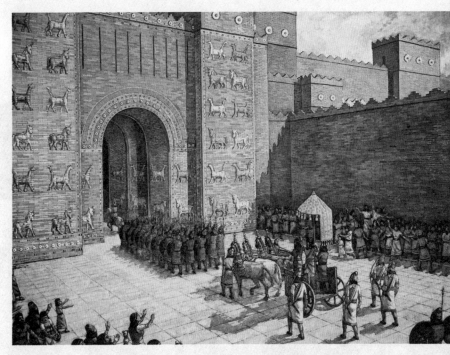

古巴比伦队伍通过城门场景复原图©

1

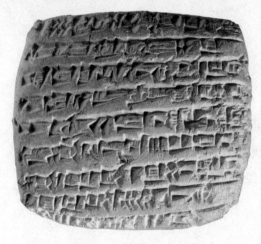

泥版上的楔形文字（公元前19世纪）Ⓦ

苏美尔人在两河流域最早创造了文字，由全象形到能画出特征，再由特征画发展到直线图形，后来又创制了书写的泥版，改用楔形文字。

18世纪后期，考古学家在古巴比伦的尼普尔城（现称"努佛"）发现了许多楔形文字记录的泥版，其中有部分现收藏在英国伦敦大英博物馆。这些楔形文字的泥版究竟记录了什么呢？这个谜底直到将近200年后的1953年，才被美国楔形文字专家克莱默等人成功破译。原来，这些泥版是当时的"疾病治疗手册"，主要记述的是医疗处方，例如对风湿病、心脏病、肿瘤、皮肤病等的医疗记载，还记录了制药的方法，如将药用植物的根、茎、叶或果实，与动物的脂肪、血、乳和骨头，或与一些矿物一起碾碎，经筛选和煮熟后，再与酒、蜜、醋混合，作为治疗疾病外敷或内服的药物。

泥版文献还记载了当时医生所见到的各种疾病、病人所服用的药物和禁忌等，以及医生出诊包中应备有的绷带、各种药物和器械等。

尼普尔城神庙遗址Ⓦ

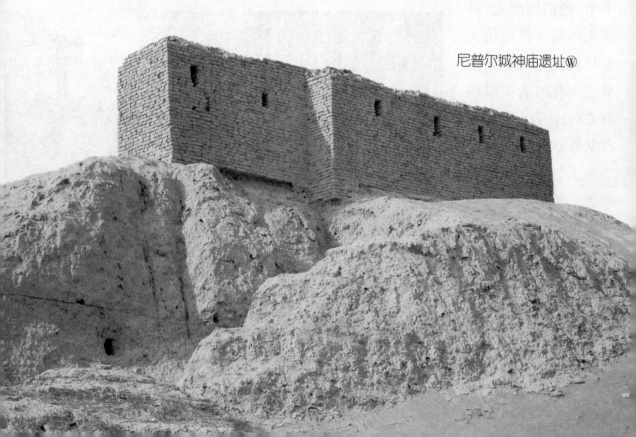

约公元前2000—前1550 年
埃及纸草书记载多种疾病及其治疗方法

　　古埃及文化发达，公元前4000年就发明了原始象形文字，它的变体是祭司体文字和民书体文字，一般用芦管笔写在纸草上。许多埃及古代文献，包括医学史料，多以纸草书形式保存下来。

　　纸草文献展示了古埃及医药卫生文明的状况，古埃及医生对药理及人体的解剖、生理、病理等的认识，以及医疗技术的发达程度。

　　具有代表性的纸草书医学文献有：康氏纸草医学文献，大约抄写于公元前1950年，记载了有关妇科、儿科及兽医学的内容，其中也有不少是用宗教方式和方法来诊疗疾病的。史密斯纸草医学文献，可能抄写于公元前2000—前1600年，主要记载了48种临床外科手术，每种手术均按步骤严谨施行，此外还收录了多种治疗方法。埃伯斯纸草医学文献，大约抄写于公元前1550年，是一部治疗疾病的百科全书，包括内、外、妇、儿、眼、皮肤各科及卫生防疫等内容。

　　纸草文献显示，当时埃及人已会配制药物，在纸草书中有很多药方，使用的药材包括铅、铜和盐等矿物质，蓖麻子、葱、蒜、茴香等植物，以及一些动物材料。剂型有片剂、丸剂、粉剂、煎剂、膏剂、栓剂、糊剂等。古埃及的外科学也较发达，已有用麻醉术和绷带的记载；埃及人用铜制作的手术刀，其锋利程度完全能够满足简单手术的需要；通过制作人体木乃伊和动物木乃伊，古埃及人熟知人和动物的各种器官的形状、位置和某些功能。在古埃及象形文字中，有100多个解剖学名词，可见当时的解剖学已经很发达了。

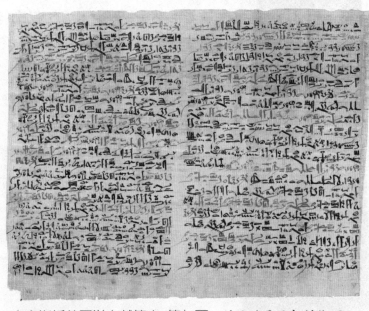

史密斯纸草医学文献第六、第七页　讨论的是面部创伤。Ⓦ

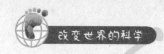

公元前 *18* 世纪
《汉穆拉比法典》颁布并载有医药条文

古巴比伦第六代王汉穆拉比(约公元前1792—前1750年在位)在位时,国势强盛。他统一巴比伦后,制定了一部比较完整的法典——《汉穆拉比法典》。

《汉穆拉比法典》用楔形文字刻在一根玄武石柱上,高约2.5米,截面周长约1.5米。1901年,法国考古学家在伊朗的苏兹发现了它的3节断柱,他们将断柱拼接起来后尚为完整,大部分文字可以辨认。石柱现收藏于法国巴黎卢浮宫。

这一法典含有很进步的法律观念和惩罚观念,有282条规定,其中载有医药的条文40余条,内容是关于医生的医疗责任和收费的相关规定,约占整个法典的1/7,它是研究古巴比伦医学、法律的重要史料。

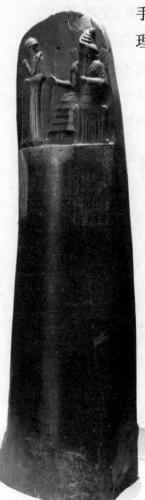

据法典记载,古巴比伦医生已可用青铜刀实行难度较大的手术,涉及法律方面的主要是手术成败的规定。在医疗事故处理上,对发生在统治者身上的医疗事故处理严厉,而对发生在奴隶和平民身上的医疗事故处理较轻。

例如:"若医生用手术刀行大手术而将人治死,或者用手术刀切开脓肿而毁坏了眼睛,罚以断手之罪。"

"若医生用手术刀给奴隶行大手术而将人治死,应赔偿主人一个奴隶。若用手术刀切开脓肿而毁坏了眼睛,应赔偿奴隶的半价。"

"若医生治好一例骨病或脏器的病,收费5银币,如病人是奴隶则收3银币,另由他的主人付2银币。"

从这些规定中可以看出,当时的医生行医风险也是很高的,还表明医生在古巴比伦时期已经是一个很成熟的职业了。

法规条文中还规定,麻风等传染病人要远离城市,反映出当时的人们已了解到接触麻风病人后会得病。

刻着《汉穆拉比法典》的石柱ⓒ

约公元前 1500 年
《梨俱吠陀》始载医药知识

古印度是世界文明发祥地之一，在漫长的历史年代中，印度各族人民创造并传承了传统的医药文化。

公元前 10 世纪，雅利安人中产生了婆罗门教，其经典是《吠陀》。在梵文中，"吠陀"的意思是"求知或知识"。吠陀是表现印度宗教初期最古老的文字作品，主要阐述宗教和生命哲学，也包含一些医药知识。

雅利安文化及其医学的来源是四卷《吠陀本集》经：《梨俱吠陀》、《沙摩吠陀》、《耶柔吠陀》和《阿闼婆吠陀》。它们开始是口头流

《梨俱吠陀》梵文手抄本Ⓦ

传，后来才被集录成文，写在棕榈叶或树皮上，世代传承。《梨俱吠陀》大约于公元前 1500—前 900 年间陆续写成，是四卷吠陀中最早的作品，也是印度医学的起源，其中提到伤口和蛇咬伤的治疗、如何取出箭头及截肢术、许多药用植物等，并提及麻风病、结核病、外伤等。第四卷《阿闼婆吠陀》著于公元前 7 世纪，记载了 77 种病名和创伤、蛇、毒虫的病例，以及治疗这些疾病的草药，并提到妇人病和保健术，此外还记载了兽医学及解剖学的内容。《吠陀》记载了不少古印度的医学经验和理论，并论述了僧侣医生和世俗医生，在印度传统医学史上占有重要地位。

后续吠陀的著作有《阿输吠陀》，讲述了健康、医疗和生命学等，提出关于疾病的三体液学说（指气、胆、痰三种因素，三者必须均衡才能保持人体的健康，其体液太过或不足，平衡即被破坏，疾病由此产生）。《吠陀》是印度医学理论的奠基之作。

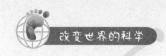
约公元前14世纪
甲骨文记载医药知识

甲骨文是刻在龟甲和兽骨上的占卜文字，是中国已知最早的成体系的文字形式，也是迄今为止中国发现的最早的古代文献，主要出现于商朝后期（公元前14—前11世纪）。甲骨文是汉字起源的关键形态，现代汉字由其演变而来。

甲骨文主要用于商朝统治者的占卜记录，记载的信息囊括狩猎、战争、天气、礼仪等，也有不少关于疾病和医药的内容，包含古代殷商时期对人体结构、疾病认识的宝贵资料，是了解中国早期的疾病观念和医疗状况的原始文字资料。

殷墟（今河南省安阳县小屯村）出土的甲骨文骨片、龟甲约16万余片，其中记载了疾病相关知识的就有323片。所载疾病的名称有20余种，大部分按照人体不同部位来命名，如"疾首"、"疾目"、"疾耳"、"疾齿"、"疾腹"等，分别表示在头部、眼睛、耳朵、牙齿和腹部等的疾患。有些疾病是根据生理功能失常来命名的，如"疾言"，是说由于咽喉有疾病而引起的语言障碍或发音困难。而且已经能够根据疾病主要特征来予以专门的病名，如"㿷"（蛊）字，看上去像几条虫在一个皿中，用以表示肚子里的寄生虫。还有"㿷"（龋）字，下面像一张嘴，牙齿间有窟窿，嘴上方有虫，这表示牙齿上的窟窿是因虫蛀引起。这是世界医学史上关于龋齿的最早记载，比起埃及、希腊、印度等要早700—1000年。

值得注意的是甲骨文中有关"疾年"、"雨疾"、"降疾"等的记载。"疾年"指多疾病之年；"雨疾"、"降疾"，表示像降雨一样，一次就有许多人染病，这可能是对流行病的最早描述。而甲骨文中的"❤"字，其形像心，这很可能是中医学对人体脏腑的最早认识。

甲骨文的记载有助于人们对殷商时期的疾病史进行研究。不过，当时能占卜问病者大多是奴隶主及其家属、近臣，因此甲骨文难以说明广大奴隶和平民的疾病情况，并不能表现当时社会疾病状况的全部。

甲骨文 Ⓨ

公元前541年
医和提出六气致病说

在生产力比较低下的原始社会和奴隶社会，人们认识客观世界的能力极其有限，无法直接找到引起疾病的真正原因，常幻想有一种超自然力的鬼神或祖先在主宰世界，故而治疗疾病多采用祈祷、祭祀等方法，祈求鬼神的宽宥和祖先的保佑，以期将疾病驱逐出体外。在漫长的岁月中，医术和巫术是不分家的。

随着生产力和人类认知水平的提高，以及人们对导致疾病的原因不断地观察、思考和探索，医学开始逐渐摆脱巫术的枷锁，走上独立发展的道路。

《左传》中记载了这样一个故事：公元前541年，晋平公生了病，向秦国求医，秦景公便派当时著名的医学家医和前去给他治病。医和经过认真诊断之后认为，晋平公的疾病是过度亲近女色产生的，并不是什么鬼神降灾。

在这个故事中，医和首次提出了著名的六气致病说，即自然界有阴、阳、风、雨、晦、明六种不同的气候，正常情况下对人体有益，超过一定范围会导致疾病。这反映出春秋战国时期的医学家开始摈弃鬼神致病说，逐渐认识到自然界气候变化过度、人淫乱嗜欲等是导致疾病的重要病因，从而把医与巫明确区分开来，在中医学史上具有里程碑式的重要意义。六气致病说具有朴素唯物主义的思想，是我国最早的病因学说，最终演变为中医理论体系的"六淫"病因学说。

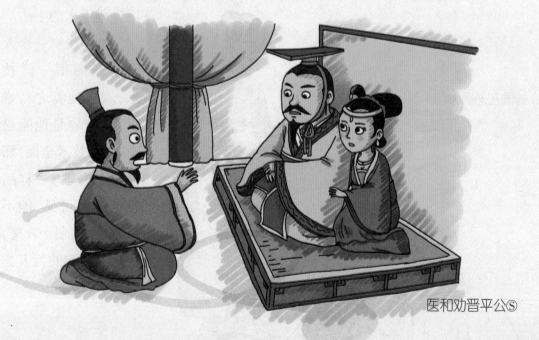

医和劝晋平公图

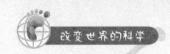
公元前5 世纪
妙闻行医

妙闻大约生于公元前5世纪，是印度古代伟大的外科学家，他曾随名医在喜马拉雅地区学医。妙闻的著述被编录为《妙闻集》，由后来的医药家龙树整理而定型。全书分6篇，共186章，记录了1120种不同的病症，并进行详细的分类。该著作为阿输吠陀系医学的外科学代表性典籍。

在书中，妙闻将手术细分为六大类：切除、划痕、穿刺、探查、抽取、缝合，并记载了多种外科手术，甚至包括剖腹取胎、治疗肠梗阻等"高难度动作"。这些手术方法对西方传统医学外科的影响很大，尤其是鼻成形术，到18世纪英国人才从印度传统医学中学到。书中还述及各种外科器械，分为镊子类、钳子类、管状器械类、探子类、刀子类及剪子类，共20种锋利器具和101种钝器。

书中记载植物药达760种，此外，动物的骨、角、脂肪、肉、血液、乳汁和蜂蜜也常用于治疗。矿物类药有硫磺、砒霜、硼砂、明矾等，并广泛使用汞来治疗皮肤病、神经病和梅毒。

《妙闻集》中强调医学道德，认为"医生要有必要的知识，还要洁身自持，要让患者信任，尽量为患者服务"，"正确的知识，广博的经验，敏锐的知觉，及对患者的同情，是医生的四德"。妙闻认为，应当以植物、普通动物作为实验对象，练习外科手术的手法。

妙闻说："一个人要是只懂得一门技术，就像独翼之鸟难以飞翔；要是他能触类旁通，技术全面，那就像二轮马车一样随心驱驾。"可见，他不仅是伟大的医学家，还是了不起的哲人。

妙闻在治病⑤

公元前5世纪
恩培多克勒将呼吸与血液联系起来

大约于公元前6世纪，古希腊演进至奴隶制社会。希腊人素有探求事物的精神，人与自然都是他们探索的目标。

古希腊智者们灵光闪烁，思索不竭，他们不满于宇宙中一切都是由神所创造的观点，力图从哲学角度来说明宇宙的本质和来源，并像认识宇宙一样去认识人。很多哲学家是涉猎广泛、知识渊博的学者，从事数学、医学、天文学、地理学等跨学科的研究。如古希腊哲学家泰勒斯认为，世界本质是水，孕育生命的水是万物之源。哲学家阿那克西米尼坚持认为，空气是宇宙的根本。赫拉克利特则认为，火是一切物质的基础。德谟克利特认为，宇宙一切物质由极小的原子构成，这些原子不断运动，时合时离；还认为疾病与宇宙间一切事物一样，都受到明确的法则支配。毕达哥拉斯认为，"数"是一切存在的根源，万物是和谐的数；还首先提出生命由土、气、火、水这四种元素组成。医学的发展伴随着哲学的发展。学者们认为，宇宙有许多法则，也可以适用于人体。

恩培多克勒约于公元前483年出生在西西里岛阿克拉伽（现为阿格里琴托诚）的一个望族家庭，年轻时曾投身政治，后致力哲学研究，是毕达哥拉斯的弟子，深受其数字理论的影响，他的哲学思想就遵循四元素说。恩培多克勒在哲学、医学、生物学方面进行了大量研究，初步触及生物和环境的关系、动物的演化。现在我们所能见到的恩培多克勒留下的著述，只有约450行的残篇。

在呼吸问题上，恩培多克勒首次将呼吸和血液联系起来。他认为，一

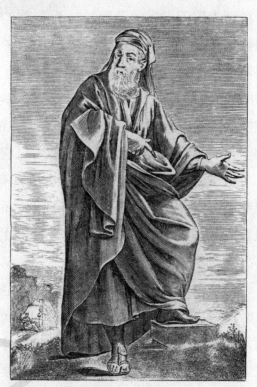

恩培多克勒Ⓦ

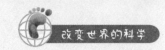

切生物的呼吸是在遍布于体内的无血管道中进行的。在皮肤表面有许多气孔，这些气孔使空气很容易通过，并由血液保留在身体内。他形象地说："当血液急速地流动着离开皮肤时，接连不断的空气像汹涌澎湃的波涛涌了进来；当血液跳动着上升时，空气就重新被呼了出去。"恩培多克勒还认为，呼吸的作用是为了冷却内热，呼吸的节律是和血液的波动节律一致的。

恩培多克勒把吸入或呼出空气的运动与古希腊漏壶的作用相比较。漏壶是个在底部装有滤嘴的空圆筒，用途就像实验室经常用到的移液管一样，能把少量的液体从一个容器传递到另一个容器。他曾描述过一个女孩子在玩弄闪闪发光的黄铜漏壶时的情景：当她盖住

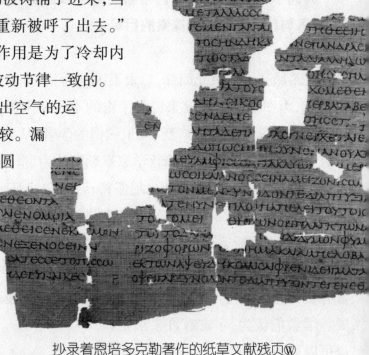

抄录着恩培多克勒著作的纸草文献残页⑩

圆筒上面的口，把漏壶浸入水中时，没有水从底部的滤嘴中进入容器，因为容器中的空气阻止了外来水分的进入。揭去容器的盖子，允许空气流出，容器外的水就能从滤嘴中进入容器。通过这个简单的观察，恩培多克勒证明，空气并不是纯粹空洞无物的空间，虽然人们不能看见它，但它具有物质实体的性质。

恩培多克勒关于呼吸的观点，极其有趣地论证了空气的性质。在亚里士多德看来，尽管恩培多克勒的部分理论是很幼稚的，也很容易被驳倒，但是这些理论背后却表现出恩培多克勒对于日常生活现象具有敏锐的观察力和深入的洞察力。

恩培多克勒还提出了进化过程的模糊概念，论述了有机体的发生和进化史，认为在有机体的家族中，最先出现的是植物，其次是动物，最后才是人；在有机体的发展过程中，只有能适应环境的种类才能生存下来，凡不适应的种类早在过去就消亡了。因而，有人认为这是达尔文学说的先声。

约公元前5 世纪后期
希波克拉底提出四体液病理学说

在西方,希波克拉底可谓家喻户晓;在全世界,凡是学习西医的,没有人不知道他的大名。希波克拉底是古希腊著名的医学家,医术高明,而且培养了许多学生,被尊为西方医学的奠基人。

公元前460年,希波克拉底出生于爱琴海科斯岛的一个医生世家,祖父、父亲都是医生,母亲是个助产妇。他很年轻时就独立行医,对父亲传给他的260多种药方应用自如。

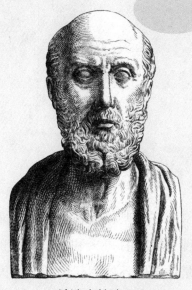

希波克拉底Y

有一天,他在路上看到一个突然丧失神志的人,全身抽动,口吐白沫。正巧有个僧侣经过,看了看病人叫着说:"这人得了神病,赶快抬到神庙去请神来宽恕他。"希波克拉底马上站出来说:"慢着,这人患的是癫痫,是脑子出了问题,不是神病,去神庙没用。"但是,当时人们不能理解和接受他,病人还是被抬去神庙。不过"癫痫"这个病名,一直沿用至今。

父母双亡后,他游学希腊、黑海沿岸、北非等地,一路行医,接触到各地民间医学,并做过随军医生。当时正值希腊伯里克利王朝时代,文化十分繁荣,希波克拉底接触到许多医学之外的知识。他提出了疾病来自自然原因的概念,强烈

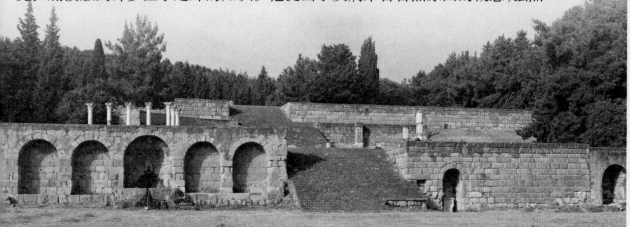

科斯岛古迹Y

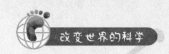

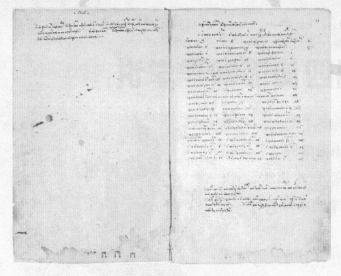

14世纪时的《希波克拉底文集》手抄本Ⓦ

反对医生将祈祷作为主要康复手段。他受毕达哥拉斯、恩培多克勒等的影响较大，不但接受有关的自然哲学学说，还将其融入医学中，提出四体液病理学说等。

公元前430年，雅典发生了可怕的瘟疫，城中到处可见来不及掩埋的尸体。此时希波克拉底已是马其顿王国御医，但他仍冒着生命危险前往雅典救治病人。他一面调查疫情，一面探寻病因及解救方法。不久，他发现全城只有每天和火打交道的铁匠没有染上瘟疫，他想到，或许火可以防疫，于是让全城各处燃起火堆来扑灭瘟疫。

希波克拉底不仅是医术高超的名医，还是优秀的医学教育家。他在科斯岛成立了医学学校，教了很多年书。他严谨治学，学生众多，后人称他们为"希波克拉底派医生"。

公元前3世纪初，亚历山大的学者们把希波克拉底学派的医学论述编辑汇总成《希波克拉底文集》（以下简称《文集》），共有60余篇，其中约20篇是希波克拉底亲自写的。《文集》内容相当丰富，包括总论、解剖生理、摄生法、病理、治疗法、内科、外科、眼科、儿科、妇产科、诊断及预后、药剂学、箴言、誓词等。事实上，《文集》是公元前5世纪前后古希腊医学知识的集锦。《文集》最初为爱奥尼亚文，后译为拉丁文、希腊文、法文、英文、俄文、意大利文等。

希波克拉底学派的主要医学成就有：

1. 提出了四体液病理学说与气质、体质的概念

希波克拉底将四元素理论发展成为"四体液病理学说"，认为此四种体液配合正常时，身体就处于健康状态；配合不当，便生疾病。四体液病理学说后来由亚里士多德传布，影响统治西方医学理论达1500年之久。

2. 提倡机体整体观和预防思想

用机体完整与统一的观点，认识机体及其生理过程。认为人体与自然相统一，注重研究气候、地理、土壤、水质、居住条件、生活习惯、饮食等因素对健康的

影响,强调预防。

3. 把疾病看作全身性反应

希波克拉底重视疾病过程,并强调临床观察和判断预后,这对进行正确的诊断与治疗有深刻的影响。他相信人体有自愈能力,医生的工作是增强和释放人体内在的康复力量。凡能调动"自然疗能"的医疗方法,如强壮疗法、饮食疗法、体育疗法、精神疗法、空气疗法、淋浴、

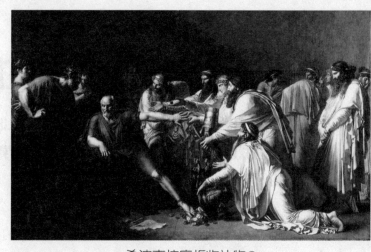

希波克拉底拒收礼物ⓦ

按摩等都可采用。药物疗法的主要目的是促进病态物质排出体外,调整体液的平衡,故常用吐剂、泻下剂、利尿药以及放血等。

4. 提倡医学道德修养

《文集》广泛论述了医生的职业道德。最具代表性的是沿用至今、已历经2000多年的"誓词",其道德规范的基本要求是客观、体谅、谦逊、端庄、仁慈、果断、聪敏、有判断力、知识渊博、厌恶一切邪恶行为、不迷信、不骄傲。20世纪中叶,世界医协大会据此制定了国际医务人员道德规范。

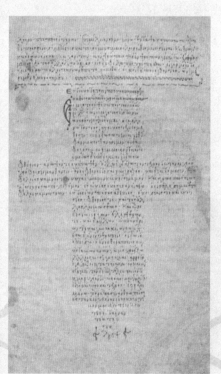

希波克拉底"誓词"的现实意义在于:它告诉我们,医生是个高尚的职业,首先要学会做一个高尚的人。此誓词不仅仅适用于医生这个职业,同样适宜于各行各业。

希波克拉底是一位具有科学精神的古希腊医学代表人物,他凭借对于人类疾病的渊博学识,将医学引入一个崭新的历史方向:抛弃神的作用,代之以临床观察研究,求助于科学和有效的治疗。现代意义上的医学科学,正是在摆脱了远古的宗教与巫术之后才真正起步的。

希波克拉底以杰出的才智、能力和高尚的人格,流芳百世。

12世纪拜占庭希腊人写的希波克拉底誓言 写成十字交叉的形态,试图将它与基督教思想联系起来。ⓒ

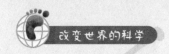

约公元前4世纪
扁鹊救治"尸厥"成功

扁鹊原姓秦，名越人，齐国渤海莫（今河北任丘）人，生活在约公元前4世纪，是我国战国时期著名的医学家，中国传统医学的鼻祖，对中医药学的发展有着特殊的贡献。

扁鹊是我国历史上第一个有正式传记的医学家，其生平事迹详见《史记·扁鹊仓公列传》。扁鹊成为医家之后，云游各国，既给君侯诊病，也给百姓治疾。他精通望、闻、问、切四诊，尤其以望诊和切诊著称。据《史记》记载，扁鹊曾望诊过齐桓侯的脸色，认为齐桓侯有病，如果不及时治疗，病会加重。但齐桓侯就是不听，拒绝及时医治，最终抱病死去。这也是成语"讳疾忌医"的历史典故。

扁鹊是一位内、外、妇、儿各科兼长的医家，而且能够根据各地人民群众的需要行医。扁鹊来到邯郸，听说当地人非常尊重妇女，便做了带下医（即现今的妇科医生）。在洛阳，因为那里很尊重老人，而老人患耳聋、眼花、肢体麻痹等病的较多，他便做了专治老年病的医生。秦国人最喜欢儿童，他又在那里做了儿科大夫。不论在哪里，扁鹊总是能够妙手回春，于是名声传遍天下。

有一次，扁鹊路过虢国。听说虢国的太子死了，扁鹊便来到虢国宫廷的门

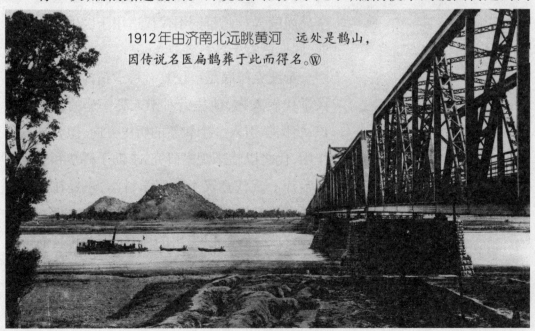
1912年由济南北远眺黄河　远处是鹊山，因传说名医扁鹊葬于此而得名。Ⓦ

前,问爱好方术的中庶子:太子得了什么病。中庶子告诉扁鹊,太子血气运行不正常,因此造成了突然昏厥死亡,还没有半天时间。扁鹊问明了详细情况,认为太子患的只是一种突然昏倒不省人事的"尸厥症",鼻息微弱,其实并没有死。他请求中庶子禀告虢国国君,说他能够使太子活过来。中庶子对扁鹊的话感到疑惑,扁鹊继续说道:"知道病人外表的证候,就可以推知内里的病机;诊察到内部的病机,就能推知外表的病证。如病的反应表现在身体的外表,那么哪怕是对千里之内的病人,也能推知其内部的病变。"

中庶子听了非常惊讶,连忙将扁鹊的话报告给虢国国君。国君一听说是名医扁鹊来了,大喜过望,连忙跑出来接见扁鹊。扁鹊让徒弟子阳在磨刀石上磨针,用来针刺太子头顶的百会穴。不一会儿,太子就苏醒了。扁鹊又让徒弟子豹准备能使药气进入体内的熨药,用一些药剂调和起来煎煮,用来交替地热敷在太子的两胁下。不久太子就起身坐起来了,表现得与常人一样。扁鹊继续为太子

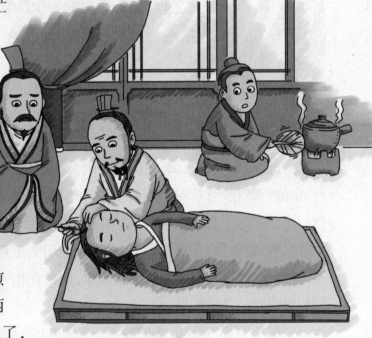

扁鹊治"尸厥症"⑤

调补身体,太子20多天就完全恢复了健康。虢国国君十分感激扁鹊,天下人从此也都称赞他有"起死回生"之术,但扁鹊实事求是地说:"我并非能使死人得生,这种病本来就是应该能够活的,我只不过使他康复起来罢了。"

除了治好虢国太子的"尸厥症",扁鹊在自己的医疗生涯中还诊治了无数患者,不仅表现出高超的诊断和治疗水平,还表现出高尚的医德。扁鹊一直谦虚谨慎,从不居功自傲、炫耀名声。扁鹊将丰富的医疗经验编撰了《扁鹊内经》《扁鹊外经》两本医学著作,可惜都已失传。他无私地把自己的医术传授给门徒,其徒弟子阳、子豹、子越等都是有所成就的人。直到现在,很多谈论脉学的人,都是遵从扁鹊的理论方法。不幸的是,因为扁鹊的医术高超,名声太大,秦国的太医令李醯非常嫉妒他,便偷偷派人刺杀了他。

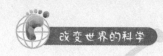

公元前4世纪
《黄帝内经》编成

《黄帝内经》编成于公元前4世纪，是我国现存最早的医学著作之一，为中医学的发展奠定了理论基础。历朝历代的中医学家无不重视此书，称之为"医家之宗"。后世的不少医学流派，都是从《黄帝内经》理论体系的基础上发展而来。

《黄帝内经》

黄帝是上古时代的圣人，传说中中原各族的祖先，今天中国人自称炎黄子孙，其中"炎黄"指的就是炎帝和黄帝。中国许多学术和技术发明，如养蚕、舟车、文字、音律、医学、算术等，都传说是在黄帝时期产生的。《黄帝内经》中的篇章往往以黄帝发问，臣子岐伯、雷公等应答来展开，对各类医学问题进行讨论。实际上经专家考证，这本著作的作者并不是黄帝，而是当时的学者为了学有根本，将著作冠以"黄帝"以示尊重或引人重视。书并非出自一人的手笔，也不是一个时代或一个地方的医学成就，而是在相当长的一段时期内，诸多医学家们智慧经验的总结汇编。

中医学有两个最显著的特点，一是整体观念，二是辨证论治，两者在《黄帝内经》中均有充分反映，尤以整体观念最为突出。书中关于人与自然关系学说、阴阳五行学说、脏腑经络学说、生理病理学说、诊断治疗学说、疾病预防及养生学说等的内容，都为中医学奠定了理论基础。

《黄帝内经》包括《素问》和《灵枢》两部分，每部各81篇，合为162篇。《素问》所论内容十分丰富，以人与自然统一观、阴阳学说、五行学说、脏腑经络学说为主线，集医理、医论、医方于一体，突出阐发了古代的哲学思

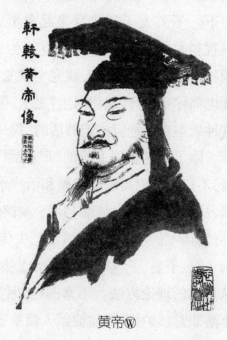

黄帝

想，强调了人体内外统一的整体观念，从而成为中医基本理论的渊源。《灵枢》又叫做《九卷》或《针经》，书中运用阴阳五行以及天人相应的整体观阐述了藏象、经络、病机、诊法、治则等中医学的基本理论，可以说是中医经络学、针灸学、临床的理论渊源。

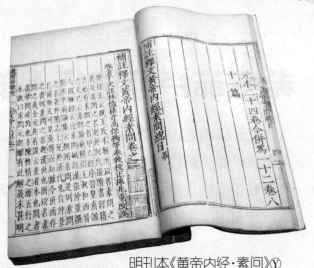

明刊本《黄帝内经·素问》Ⓨ

《黄帝内经》开创了中医学独特的理论体系。这一理论体系在古代朴素唯物辩证法的思想指导下，结合人体生命活动规律，提出了许多重要的理论原则和学术观点，如精气是产生和构成万物的本源、生命的唯物论、生命的运动观、生命的对立统一观、四时五脏阴阳的整体观等。

此外，它融汇了古代天文、历算、物候、生物、地理、时间等自然科学的成就，从宏观角度论证了天、地、人之间的相互联系，运用多学科的理论和方法来分析和论证医学科学的规律。现代研究认为，目前现代医学中的一些理论和观点如时间医学、气象医学、环境医学、预防医学、医学心理学、体质医学等，其实在《黄帝内经》中早有提及，甚至有深刻的研究。所以说，《黄帝内经》是一部关于宇宙天地、生命现象的著作。

《黄帝内经》不仅在国内为历代医学家所重视，而且对世界医学的发展也有其不可忽略的影响，例如日本、朝鲜等国，曾把它列为学生必读课本。《素问》和《灵枢》的部分内容，已相继被译为日、英、德、法等国家的文字。一些国外针灸学术组织还把它列为针灸师必读的参考书，由此可见其影响之深远。

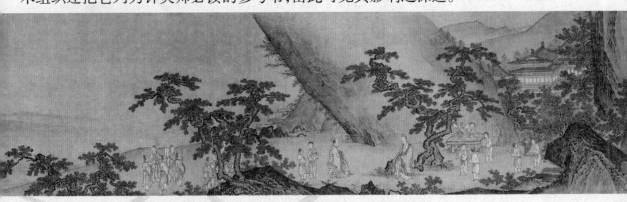

表现黄帝求知问道的《轩辕问道图》（局部）Ⓦ

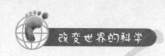

公元前3世纪
希罗菲卢斯进行人体解剖

公元前4世纪末，在位于尼罗河三角洲的亚历山大城，希腊医学的基础研究与埃及尸体防腐技术得以很好结合，很多医学家认识到，了解人体内部的构造，对理解生命的规律及治疗疾病是十分重要的。在当时统治者托勒密王的支持下，亚历山大的医学家开始了人体解剖的研究。希罗菲卢斯就是其中的代表。

希罗菲卢斯年轻时十分崇敬希波克拉底，但认为希波克拉底的学说忽略了解剖学，他希望自己在医学上能做到理论、实验、行医相结合，通过解剖来对人体做更深入的探索。

公元前3世纪，希罗菲卢斯大胆地进行人体解剖实践，观察和研究人体的内脏结构，他因此被后世尊为"科学解剖学之父"。希罗菲卢斯在人体解剖领域有很多贡献，他发现并命名了不少身体结构。他是最早研究脑、脊髓和神经解剖的人，提出脑是神经系统的中心，是智慧的器官，而在他之前，亚里士多德把心脏看作智慧的器官。希罗菲卢斯已能将神经正确区分为感觉神经和运动神经，并明确了脑的许多重要结构。他还是当时唯一研究过女性生殖器的人，曾描述子宫、卵巢和输卵管，并探讨妇女病和助产问题。

他发明过一种水钟，试图测量病人的脉搏次数，观察脉搏搏动的情况，并把脉搏与各种音阶相比较。他看到动脉和静脉之间的差别，动脉搏动有力、管壁较厚，而静脉管壁则薄弱一些。动、静脉中流动的都是血液，人生病时和健康时的脉搏是不同的。

希罗菲卢斯强调预防疾病比治疗疾病更重要。他的名言是："如果没有健康，智慧、技艺、力量、财富就全无用处。"他认为，医生应该熟悉营养学、药物、手术和助产术，能够从可见的外部症状，正确推知不可见的内部疾病的本质。

希罗菲卢斯Ⓢ

公元前3世纪 上半叶
爱拉吉斯拉特创立精气学说

爱拉吉斯拉特是亚历山大的托勒密王宫的解剖学家。他不仅进一步推动了人体解剖的研究，而且将人体结构的观察与功能研究结合起来，建立起解剖生理学体系，是最早使生理学成为一门正规学科的人，被后人尊为"生理学之父"。

他认为医生应该掌握身体结构及其正常功能的一般知识，并试图通过定量和实验的方法来解决生物学上的问题。他曾做过一个研究代谢的实验：把一只鸟放在一个罐子里，记载喂饲重量和消化后的重量，用以计算看到的和看不到的排泄物质。

他把人的心脏比作"风箱"，认为心脏收缩和舒张是由其内在力量所致。他认为疾病的原因主要是组织和血管的改变。他认为体内血液过多时则形成"多血症"，放血可减少身体的压力。他提出良好的健康源自健康的生活方式。

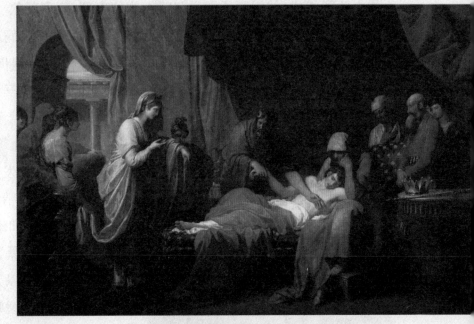

爱拉吉斯拉特在诊断患者Ⓦ

公元前3世纪上半叶，爱拉吉斯拉特创立了精气学说。他认为世界上存在生命的精气，"生命之精"包含在吸入的空气之中，由肺进入左心，再进入动脉，成为心脏搏动和产生体温的原动力，借以维持人体的消化和营养。"动脉之精"产生于脑，通过神经到达身体各部位，给人类以感觉和运动。他的主张对以后罗马和欧洲医学影响深远。

爱拉吉斯拉特曾就放血、瘫痪、药物、毒物以及饮食等主题写了不下50本书，可惜现存的内容均已支离破碎。

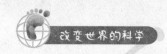
公元前1世纪
阿斯克雷庇亚斯提倡实体病理说

随着罗马帝国的强盛、扩张,古罗马人较多接触并吸收了古希腊文化,尤其是希腊医生和古希腊医学的有关思想。希腊医生高明的医术赢得了信誉,罗马统治者清醒认识到,拒绝希腊优秀医生,就是和自己的身体过不去。

阿斯克雷庇亚斯出生于希腊俾西尼阿的普卢萨,是公元前1世纪罗马享有很高威望的希腊医生。他青年时代曾学习过修辞学、哲学、医学,口才出色,医术精湛。阿斯克雷庇亚斯受爱拉吉斯拉特医学思想的影响,是个唯物论者,认为人体由原子组成,并用原子学说解释人体的生理、病理现象。他认为体内原子循环发生障碍时就会致病,并用原子学说解释人体的生理、病理现象,当时称为实体病理说或固体病理说。他要求病人沐浴、按摩、步行、跑步、划船,以使体内的"迟钝原子"重新动起来。他还总是建议病人同时接受两三种疗法,他对希波克拉底的"自然疗能"说法不感兴趣,他注重实践,治疗的信条是"安全、迅速、愉快"。他常用饮食疗法、按摩、水疗,而不用泻下、催吐、放血等疗法。

阿斯克雷庇亚斯注重临床观察,正确地描述了疟疾的发热症状,清晰地区别了急性病和慢性病,记述了某些疾病的节律性病程。对于精神病,他是个周密的观察家,能区别幻想和幻觉。对精神病人,他反对当时施行的粗暴方法,而主张用阳光与和蔼的态度以及音乐与歌曲去治疗。他推行的医疗哲学是:"第一语言,第二药物,第三手术刀。"

他不仅是一位很有建树的医生,而且是一位有成就的教师。他编撰了大约20部书。书中阐述了他对严格的饮食营养治疗的偏爱,还论述各种物理治疗。他的学说后来演变、发展为"方法学派"。

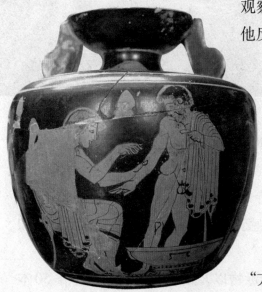

古希腊医生为病人治病Ⓦ

公元前25—公元35 年
塞尔苏斯撰写《论医学》

古罗马帝国时期出现了不同的医学流派(如百科全书派、方法学派、灵气学派、折衷学派等),这是罗马医学繁荣兴盛的象征,促进了医学的发展。

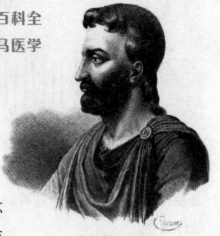

罗马帝国重要的医学文献多出自百科全书派的作者之手,最有成就的代表人物是塞尔苏斯(约公元1世纪),他本人是位外科医生,又是一位富有的"地产拥有者"。他所撰写的《塞尔苏斯全集》原本至少有21册,内容包括农业、军事、技术、修辞、哲学、法律和医学。

塞尔苏斯①

《塞尔苏斯全集》也是一部百科全书,塞尔苏斯被后世誉为"万能博士"。后来,塞尔苏斯的著作大都失传了,所幸他所著的《论医学》(撰写于公元前25—公元35年)在1478年被教皇尼古拉五世发现,并马上在佛罗伦萨出版,内中收录了不少古代医学著述,是帮助我们了解早期罗马医学的宝贵资料。《论医学》是欧洲第一批以当时的新技术印刷出版的医书,影响很大。

《论医学》包括1篇导言和8卷正文。导言记述了希腊自荷马时期后医学发展情况和学派,其中提到80位医生的名字。第一卷讨论饮食治疗和卫生学。第二卷讨论病因学、症状学和预后。第三卷讨论发热病及其治疗,对疟疾的发热有详细的记述,并记载了炎症的红、肿、热、痛四大症状。第四卷简述解剖学知识,并记述气喘、痢疾、关节炎、抽搐、全身性水肿、角弓反张、扁桃腺周围脓肿、巨脾症等病症。

1528年版《论医学》W

21

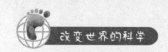

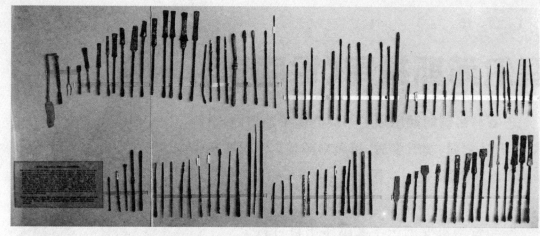

古希腊和古罗马外科手术器械①

第五卷论述药物治疗和外伤。第六卷论述皮肤病和溃疡,包括40多种疾病。第七卷和第八卷分别讨论外科病、骨折和脱臼等。书中记述的许多手术方法一直流传至今。

塞尔苏斯所述的外科学比希波克拉底时期有显著进步。塞尔苏斯还详细地记述了当时使用的外科器械,有各式各样的解剖刀、环锯、杯、探子、钩、钳等100多种。当时的医生已用这些器械进行膀胱结石、疝、甲状腺肿、白内障、水肿放液、截肢等手术。

从塞尔苏斯开始,罗马人开始用本国文字拉丁文撰写医书。因此塞尔苏斯的著作是欧洲古代医学论著中最易阅读的。

塞尔苏斯对于当时墨守教条者与经验主义者之间的对抗和争论,采取了不偏不倚的态度。塞尔苏斯的《论医学》勾画出当时医学所处地位的清晰图景,也是非常有价值的古罗马医学史,反映了古罗马医学所达到的较高水准。

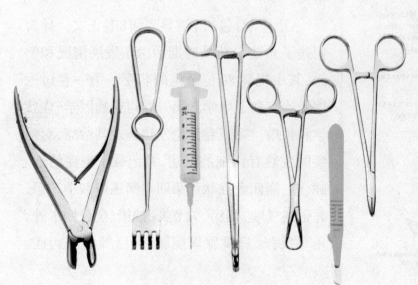

现代手术器械②

约公元1世纪
《神农本草经》成书

　　《神农本草经》简称《本草经》或《本草》，是我国现存最早的药物学专著。书名冠以"神农"，一方面是因为古代有"神农尝百草"而发现药物的古老传说，另一方面是一种托古之风的反映，就像《黄帝内经》冠以黄帝之名一样，《神农本草经》也是借用了古人的名号。

　　关于《神农本草经》的成书年代，说法不一。有人认为成书于战国时代，有的说成书于秦汉之际，亦有人断定成书于东汉时代。经专家考证，此书并非一时一人之手笔，大约是秦汉时期以来诸多医家不断加以搜集，直至东汉时期才最后加工整理而成。

　　《神农本草经》共3卷，共收载药物365种，其中植物药物252种，动物药67种，矿物药46种。该书根据药物性能功效的不同，分为上、中、下三品，以对应天、人、地；并利用古代社会等级制度如君、臣、佐、使等概念来比喻药物的不同作用。如"上药一百二十种为君，主养命以应天"，一般来说，是毒性小或无毒的，多属补养类药物；"中药一百二十种为臣，主养性以应人"，有的药物有毒，有的药物无毒，多系补养并兼有攻治疾病作用的药物；"下药一百二十五种，主治病以应地"，大多是祛除寒热、破除积聚等攻治疾病的药物，其中有毒的药物居多，不可久服。这也是中国药物学最早、最原始的药物分类方法。

神农架风光　神农架地区因传说神农曾在此采药而得名。◎

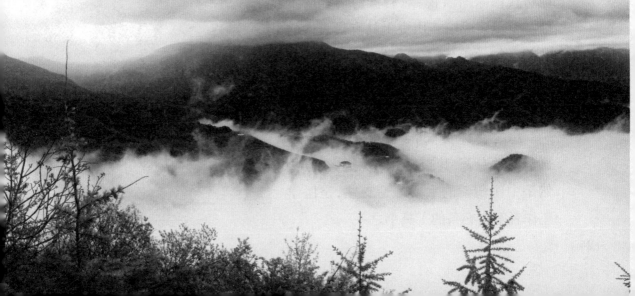

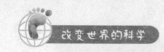

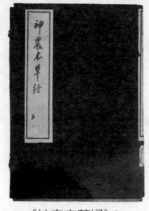

《神农本草经》Ⓨ

书中对药物的功效、主治、服法都有一定的论述,不仅记录了药物的四气(寒热温凉)、五味(酸辛甘苦咸)等性能,还注明了药物的产地、采集时间、加工炮制方法、药物质量优劣和真伪鉴别等,非常实用。此外,书中还阐述了组方用药的方剂学理论,认为药物因作用不同而导致相互关系很复杂,必须配合得宜。书中指出并非所有药物都可以配合使用,有的药物合用可以相互加强作用;有的药物能够制约另一种药物的毒性,适宜配合使用;而有的药物合用之后会产生猛烈的不良反应,必须避免同用。这种思想观点流传至今,一直被后世方剂学所沿用,对临床运用中药和方剂仍具有重要的指导意义。

《神农本草经》记载的主治病证大约有170多种,其中包括内、外、妇、五官(包括眼、喉、耳、齿)等各科的疾病。长期的临床实践证明,不少书中所记载的药物功效,如麻黄平喘、常山截疟、黄连止痢、海藻疗瘿、瓜蒂催吐、猪苓利尿、黄芩清热、雷丸杀虫等,都是正确的。

《神农本草经》一书贯穿着朴素的唯物主义思想,系统地总结了秦汉以来医家和民间的宝贵经验。书中所记载的药物绝大多数是现代中药学中重点讨论和研究的常用药物;对于药物性质的定位和对其功能主治的描述较为准确,其中阐述的大部分药物学理论和配伍原则,被历代医家所重视,对后世药物学的发展有着重要影响。历史上具有代表性的几部药物学著作,如《本草经集注》、《新修本草》、《证类本草》、《本草纲目》等,都是源于《神农本草经》而发展起来的。

总之,《神农本草经》作为中国第一部药物学专著,其影响极为深远,至今仍然是中医药学的重要理论支柱,是医学工作者案头必备的工具书之一。

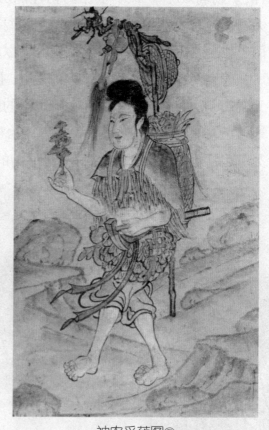

神农采药图Ⓟ

约公元1世纪
阇罗迦著《阇罗迦集》

阇罗迦是公元1世纪印度最负盛名的内科医学家，曾任印度迦腻色迦王的御医，是古印度内科医学的奠基人。

《阇罗迦集》是阇罗迦以《啖食集》（古印度医学家如火所著，书中对《阿输吠陀》详加说明）为蓝本修订增益而成，是对《啖食集》的一次系统的整理研究，是《阿输吠陀》医学典籍内科学的代表作。全书共8篇，包括通论30章，解剖8章，病理8章，药物12章，治疗术30章，论感觉11章，洁治法12章。

《阇罗迦集》记载了千余种药物，并对其形态、功效、主治等有详细论述。阇罗迦认为良药有四种特性：药力强大，适合疗病，能与其他药混合，经久不变质。除论述临床治疗之外，书中尤重于卫生与保健，认为营养、睡眠和节食是维持健康的三大要素，并且强调精神的调理保养。阇罗迦还对住宅卫生提出要求：房屋须通畅，光线良好，但不要受直接的光线及烟尘恶臭的侵入，并应设置浴室、厨房、厕所，以及宽裕的空场地以供运动。他指出，适当的活动与运动能使身体发育均衡、关节强韧并令人快乐。他还提倡可令身心同时得到修炼的瑜伽术。

阇罗迦指出，医生对于求治的病患者而言，要像父亲和朋友；当人们健康时，医生则要充当保护人。阇罗迦还指出，医生治病应该不为己，亦不为任何利欲，而是只为人谋幸福，所以医业高于一切。这些思想曾长期影响着古印度医学。

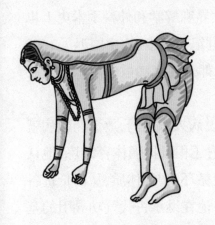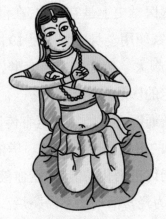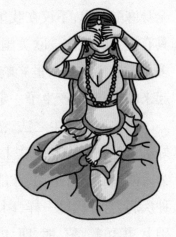

古代瑜伽⑤

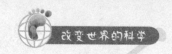

约公元2世纪
华佗施行全身麻醉手术

华佗，字元化，沛国谯（即今安徽省亳县）人，是约公元2世纪、东汉末年杰出的医学家，对我国传统医学的发展有重大贡献。他首创用全身麻醉法施行外科手术，被后世尊为"外科鼻祖"。

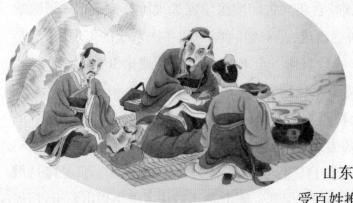

华佗施行剖腹手术⑥

华佗在年轻时，曾到徐州一带访师求学。他多次谢绝命他做官的征召，长期坚持在民间行医，足迹与声誉遍及安徽、江苏、山东、河南等省的一些地区，深受百姓推崇和爱戴。

华佗精通内、外、妇、儿、针灸各科，尤以外科著称。为了减轻病人的痛苦，他发明了一种能使全身麻醉的药物即麻沸散。《后汉书》记载了古代神奇的外科手术场景：用麻沸散和酒给病人服下，当病人被麻醉而没有知觉后，割破腹背，割掉积聚的瘤；如果疾病在肠胃，就截断肠子进行洗涤。刀口缝合后，用膏药外敷，过四五天后创口愈合，一个月便完全恢复。由此可见，在当时华佗在外科学及麻醉学方面已达到相当高的水平。

华佗采用酒服"麻沸散"施行腹部手术，开创了全身麻醉手术的先例。这种全身麻醉手术，不仅在我国医学史上是空前的，在世界麻醉学和外科手术史上也具有重要的地位。欧美国家使用全身麻醉术是19世纪初的事，比中国迟了1600多年。麻沸散对后世影响颇大。历代的中药麻醉，都是在麻沸散的启示下发展起来的，同时也产生了一定的国际影响。

华佗通晓养生之法，精通医方医药。甚至有传说病人服完药，放下药碗病就好了。他在针术和灸法上的造诣也令人钦佩。华佗还积极提倡体育锻炼，他认为人体只有坚持运动，才能促进消化功能，活跃血液循环，增强体质，从而抵抗各种疾病，就像门轴一样，因为经常活动而不易腐烂。他在继承古代气功导引的基础上，模仿鹤、猿、熊、鹿、虎等五种动物的活动姿态，创制了一套体操，名叫"五禽

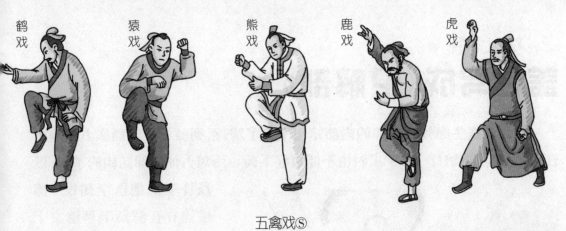

鹤戏　猿戏　熊戏　鹿戏　虎戏

五禽戏Ⓢ

戏"。这种五禽戏可以使人体的头、身、腰、四肢及各个关节得到活动。传说华佗的弟子吴普依法坚持长期锻炼,结果活到90多岁还耳聪目明。华佗的五禽戏对后世影响很深远,历代依法进行锻炼的不乏其人。

华佗的一生充满传奇色彩,关于他的死亡也是一个令人唏嘘叹息的传奇故事。据载,华佗晚年时,曹操患头痛,屡治不愈,发作时,只有华佗施行针刺疗法,疼痛才停止。于是,曹操便强留他当侍医,常伴自己左右。但他长久离家,很想回去,便向曹操告假返乡。回到家后,华佗以妻子生病为托辞,多次拒绝返回,因此激怒了曹操,最终被关入狱中并惨遭杀害。他临死时拿出一卷所著医书交给狱吏,说:"这本书可用来救活人命。"但狱吏不敢接受,华佗便将书焚毁。因此华佗的著作未曾流传下来,此乃千古之憾事。

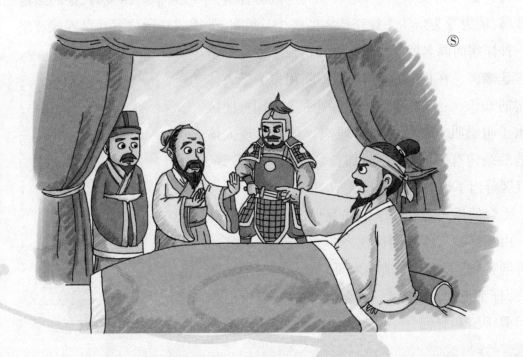

Ⓢ

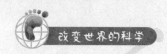

公元2世纪
盖伦写成《论解剖》

现代的医生必须对人体的内部结构十分了解，否则就不能判断病人的病灶在哪个部位，做治疗、动手术时也不能对症下药。而对人体内部结构的了解，以及许多其他医学知识，都是建立在解剖学基础之上的。那么，解剖是什么时候、又是从谁开始的呢？这要追溯到公元2世纪的古罗马医生盖伦。

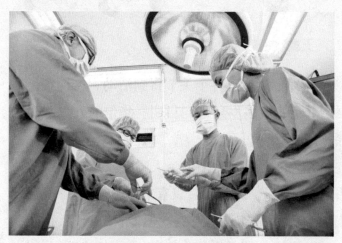

医生在无影灯下进行外科手术Ⓨ

盖伦生于小亚细亚西北部的帕加马（现位于土耳其境内），传说他的母亲脾气暴躁，因而父亲给他取名为"盖伦"，希腊语意为"平静"。虽然起了这样一个名字，盖伦还是生性容易激动。不过，他的求知欲很强，喜欢学习各种各样的知识。盖伦20岁时父亲去世，之后他只身游历各地，学习医学。28岁时，他回国定居罗马，成为专为角斗士疗伤治病的医生。后来，他因成功治愈罗马皇族成员患的一种怪病而闻名罗马城，并最终担任了罗马皇帝的宫廷御医。在行医过程中，他不断积累关于人体结构的知识。例如，在治疗角斗士的过程中，他区分出了咀嚼肌、颈肌、背肌等肌肉。他还发现人体骨骼的结构有不同的类型，如长骨、短骨、扁骨等，并且区分出了动关节和不动关节。

盖伦的伟大之处在于他的观察，而不是他的理论。由于当时人体解剖被视为罪大恶极，他只好通过解剖猪、羊、狗、猴等动物来研究解剖学。他利用动物，仔细地对脑、脊髓、神经进行了探索，指出神经起源于脑和脊髓，感觉神经起始于大脑，运动神

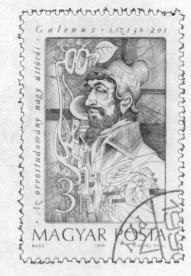

纪念盖伦的邮票Ⓨ

经则起始于脊髓,还发现脊髓不同的部位负责不同的功能。

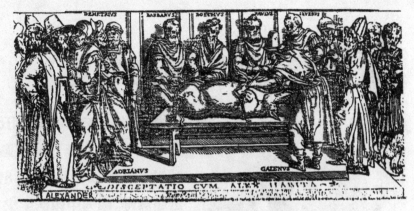

盖仑在解剖猪 (P)

借助解剖结果,盖仑否定了前人的错误结论,提出了正确的观点。例如,盖仑将活体动物的一段动脉上下两端结扎,然后剖开这段动脉,发现其中充满了鲜红色的血液,从而否定了古希腊流传下来的"动脉血管里充满空气"的错误看法。盖仑还通过结扎动物输尿管,证明尿液是在肾脏中形成的,与膀胱无关。他还试图开展动物胃的消化实验。

不过,人与动物在内部结构上毕竟有许多不同。因此,当盖仑把动物身上研究出来的结果,直接类推到人体上的时候,就难免闹出笑话。例如,他认为人的肝也像狗的一样,是五叶的,其实人的肝只有两叶。尽管如此,盖仑积极实验和自由探索的精神,实属难能可贵。盖仑在动物观察和实验基础上完成的《论解剖》等一系列著作,使他成为当之无愧的古代最伟大的解剖学家。

可惜的是,由于盖仑的一些理论正合当时基督教的口味,于是,他的所有理论和观点都得到了教会的支持,视作不容置疑的"金科玉律",大家只能照搬照抄,因循沿袭。后来即使有人发现了盖仑的错误,也不敢指出。盖仑以观察和实验为主的探究精神被丢弃得一干二净,因此其后的1000多年中,解剖学的发展受到了极大限制。

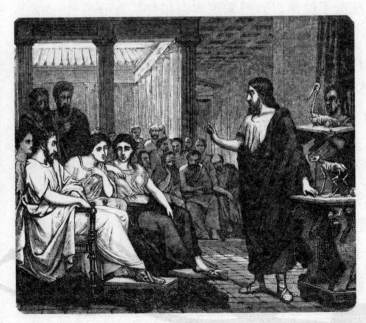

盖仑在授课 (G)

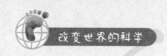
约公元3世纪初
张仲景著《伤寒杂病论》

张仲景,名机,南郡涅阳(今河南省邓县,一说河南南阳市)人。年轻时跟随同郡的张伯祖学医,经过多年的刻苦钻研,青出于蓝而胜于蓝,医术远超其师,成为中国医学史上一位里程碑式的人物,被后世尊称为"医圣"。

张仲景①

张仲景生活在东汉末年,在中国历史上这是一个极为动荡的时代。宦官专权,政治黑暗,人民生活在水深火热之中。各地纷纷爆发农民起义,战火此起彼伏。百姓们为躲避战乱而逃亡,流离失所者不下百万。当时瘟疫(传染病)广为流行,到处都是"白骨露于野,千里无鸡鸣"的惨状。

张仲景的大家族原来有200余人,自东汉建安元年(公元196年)始不到10年的时间,就有2/3的人都死于瘟疫,其中死于伤寒病的竟占了7/10。当时的统治者不重视医学,士大夫们又一心追逐荣华富贵,不肯钻研医学,社会上迷信巫术,因此医学得不到很好的发展。医生墨守成规,因循守旧,甚至有些庸医医术低劣,态度马虎,使很多患者枉送了性命。残酷的现实令张仲景万分感慨,立志钻研医学。他刻苦攻读古代一些医学著作,结合当时医家及自己长期积累的治病经验,终于于约公元3世纪初写成了不朽的经典——《伤寒杂病论》。

由于战乱,《伤寒杂病论》原著在晋朝时期便已散佚。后人分别进行搜集整理,将其中的伤寒部分辑为《伤寒论》,杂病部分辑为《金匮要略》。因此,现今广为流传的《伤寒论》和《金匮要略》实际上就是《伤寒杂病论》一分为二而编成的。两书所收方剂共269首,其中使用药物214种。

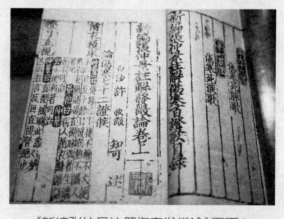

《新编张仲景注解伤寒发微论》页面②

通过张仲景的总结和创造，方剂学有了空前的发展和提高。书中所记载的剂型包括汤剂、丸剂、散剂、膏剂、酒剂、洗剂、浴剂、熏剂、滴耳剂、灌鼻剂、吹鼻剂、灌肠剂、栓剂等，同时详细说明了服用方法，极大地丰富了临床运用的方剂类型。在这本著作中，张仲景还记载了人工呼吸、药物灌肠和胆道蛔虫治疗方法，这在世界上都属首创，对世界医学史的发展具有深远影响。《伤寒杂病论》中所记载的方剂组方严谨，用药精当，大多数疗效可靠，切合临床实际（有不少方剂的疗效已经现代科学证实）。后世医家按法施用，大多能取得很好疗效，至今还在临床各科广泛使用。这些方剂常被称为"经方"，即经典之方，《伤寒杂病论》也被后世誉为"方书之祖"。

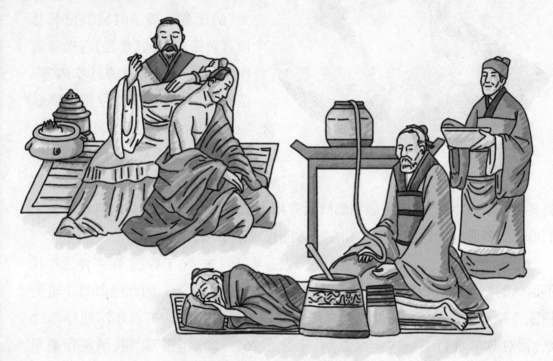

张仲景"针砭之术"（左）和"首创灌肠"（右）Ⓢ

历朝历代许多有成就的医学家，无一不重视对《伤寒杂病论》的研究。据统计，历史上曾有四五百位学者或医学家对其理法方药进行探索，写下了近千种专著、专论，从而形成了中医学史上十分辉煌独特的伤寒学派。自从唐宋以来，此书流传到朝鲜、日本等国。直到今天，日本还有不少医家专门研究《伤寒杂病论》，不但采用原方治病，还将其中的某些方剂制成成药，广泛运用于临床。

《伤寒杂病论》奠定了中医辨证论治的理论基础，是后世学医者必读的重要著作，许多宝贵的经验迄今为止仍值得我们进一步发掘和整理。

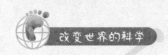

公元266—282年
王叔和著《脉经》

脉诊，又称切诊，民间俗称把脉，是中医诊断学的重要组成部分，古人有"脉为医门之先"的说法。

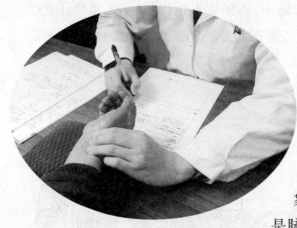

脉诊◎

在我国，脉诊有悠久的历史，《周礼》上就有"切脉以察脏腑病变"的记载。战国时扁鹊擅长脉诊。《黄帝内经》、《难经》等医学著作中也有相当丰富的脉学内容。

至东汉时期，医圣张仲景更将脉象与症状、治疗的关系作了论述，这是脉学的一大进步。脉学虽不断发展，但缺少系统总结，这就使丰富的脉学资料显得繁杂而零乱，如何正确判断脉象并用于临床诊断，就成为当时甚至今天人们迫切需要研究的课题。王叔和在这方面作出了卓越贡献。

王叔和，名熙，高平（今山东微山县）人。生于汉末，卒于晋初，距张仲景年代不远。他早年四处行医，后来因为医技精湛被选为太医令。因此他既有丰富的临证经验和理论修养，又得职务之便而阅读到更多医书。王叔和深感脉学之难，就对脉学进行了一次全面总结，于公元266—282年撰写了我国现存最早的脉学专著——《脉经》，奠定了脉理与方法的系统化、规范化的基础。

《脉经》共10卷，98篇，约10万字，分述了脉诊、脉形、脉象与脏腑关系，脉象阴阳的分辨，以及妇人脉、小儿脉的辨识等。其主要成就包括：（1）确立"寸口脉法"，成为后世脉诊的规范；（2）归纳了浮、洪、滑、数、促、弦、紧、沉等24种脉象，简明清楚，易于掌握，使脉名和脉象特点达到了统一和标准化；（3）阐述了不同脉象的临床意义，将脉与证统一起来。书中对不同脉象的主病作了大量论述，其中有很多可贵的认识，至今仍具有指导意义。

王叔和虽然极重脉诊，但绝不以偏概全，他反对孤立地以脉断证，强调脉象与症状相结合，全面进行辨证施治，体现了实事求是的治学风范。

《脉经》作为当时具有世界先进水平的脉学成就，不仅影响着我国医学，对世界医学也产生了很大影响。《脉经》在隋唐时期传到朝鲜、日本后，均被视为医者必读之书，以后又经丝绸之路传到阿拉伯国家。11世纪时，有"医学之王"之称的阿维森纳在其所著的《医典》中，就吸取了《脉经》的部分内容。14世纪，波斯的一部百科全书也引述了《脉经》及其作者王叔和。

由于脉学渊远流长，影响巨大，"把脉"一词也深入人心。在《现代汉语词典》（第六版）中，"把脉"一词有两个意思，一是"诊脉"，指中医为病患诊断的手段，即是这个词最初的涵义。二是在原意基础上引申出来的，"比喻对某事物进行调查研究，并作出分析判断"，如专家对某事把脉等。

《脉经》ⓖ

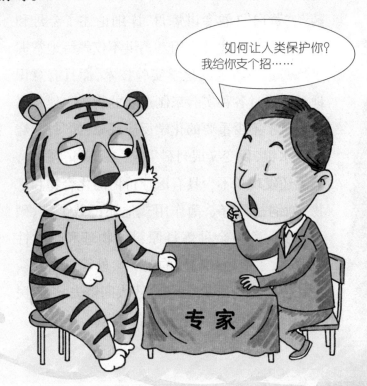

如何让人类保护你？我给你支个招……

"把脉"意义的延伸ⓢ

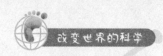

约公元310—341年
葛洪《抱朴子》问世

炼丹术是我国古代道家一种炼制丹药的技术，据说炼出的仙丹服下后可以使人体发生质的改变，达到祛病延年，甚至长生不老的目的。虽然炼丹术根本不可能达到这些效果，但就炼丹过程而言，它仍然算得上中国近代化学的雏形。例如，火药便来源于古代炼丹术。炼丹术所制成的药物一般有外用和内服两种，外用药至今还有一定的价值，内服药则由于毒性大、不良反应明显而逐渐被淘汰。

自汉代以后，由于皇帝的崇信和重视，道教兴起，炼丹术逐渐盛行，历代都出现很多炼丹家，葛洪是最著名的一个。葛洪，字稚川，丹阳句容（今属江苏）人，文学家、道学家、医药学家。他被认为是炼丹史上最著名的人物，对道家学派的发展具有重要作用。约公元310—341年，葛洪写成《抱朴子》，该书在道家体系中具有重要的地位。

《抱朴子》是一部包括宗教哲学和科学技术内容的书，分为内篇、外篇。内篇主要讲述神仙方药、鬼怪变化、养生延年、禳灾却病等道家内容，其中"金丹"、"仙药"、"黄白"3卷专讲炼丹，详细论述了金丹和仙药的制作方法及应用。葛洪不仅熟练地掌握了炼丹这一古老的化学实验技术，而且有意识地试图通过各种实验来制造新的物质。他在书中记录了不少重要的化学反应现象，如"丹砂烧之成水银，积变又成丹砂"等。在炼丹实践中，葛洪还发现了不少具有医疗价值的化合物和矿物，如铜盐具有杀菌作用。他还记载了硫、硝石、石膏等20余种炼丹原料的物理和化学性质，扩大了应用矿物质的范畴。外篇则主要谈论社会上的各种事情，如论述人间得失、讲治民方法、论超俗出世等，属于儒家范畴。

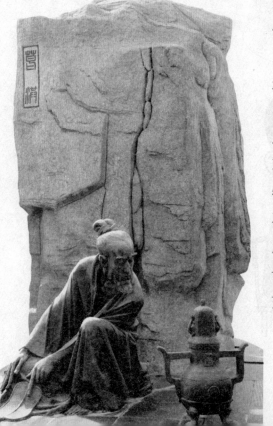

葛洪炼丹 ⓨ

公元4世纪末
东罗马帝国建立最早的医院

　　随着希腊医学的引进，古罗马医学有了长足的进步。罗马的富人一般都在家中接受住家医生或上门医生的诊治，不过，大部分医生还是为公众服务的，负责为任何人看病，他们的报酬由当地市政会支付。很多罗马医生在自己家中开设诊所和医护室。

　　罗马人首创了公共医疗设施——医院。这些医院通常为两种社会成员提供服务，一种是家奴，另一种是新征服领地要塞的士兵。古罗马重视医院的建设，尤其是军医院，罗马帝国扩张时期在许多较大的要塞内设立了军医院（要塞医院）。在军医院内设有伤员接收中心，以及供行政人员、医务人员和后勤人员使用的区域。病房设在要塞最僻静的地方，内有良好的通风、供暖和排水设施，且光线充足。在很多情况下，庭院都被用来种植药用植物。军团士兵在养伤期间可以到周围的柱廊休息。医院设计成一排排方形的与走廊相通的房间，通过一条大走廊可以进入餐厅、厕所、澡堂，以及许多小的诊室。当时人们已意识到，分隔开来的小诊室可以减少其他人与患者接触，避免相互传染。在莱茵河畔的诺伊斯，考古学家发现，仅在一个房间内便有100多件医疗和配药器械。这些医院常常位于离前线几十千米的后方，它们收留的往往是生病的患者而不是战场上受重伤的士兵。一些较小的要塞医院则只收留要塞士兵而不收留患病居民，如在苏格兰的弗

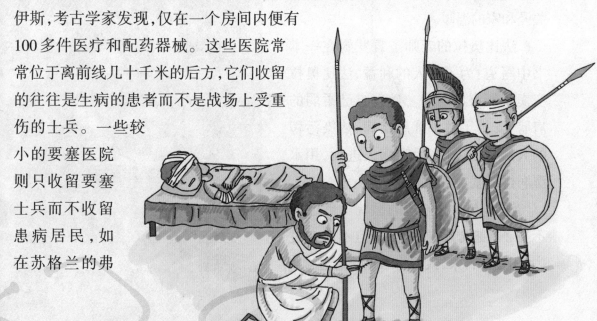

士兵在军医院中接受救治Ⓢ

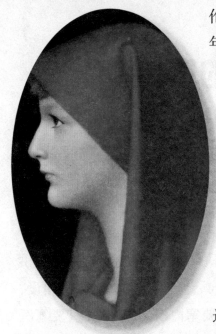

法比奥拉Ⓦ

伦多奇。这些要塞医院的规模不断缩小，公元220年左右，军队政策转向依靠野战部队，因而结束了要塞医院的使命。

城市中先是出现专为贵族服务的医院，以后才设立了具有慈善性质的民众医院。最早的慈善医院是罗马贵妇法比奥拉于公元4世纪末在罗马创建的。据考古发掘显示，这家医院拥有5个病房，其空间足够容纳至少400张床位，可见其规模不小。

法比奥拉皈依基督教后，决定通过帮助病人来为她在首任丈夫逝世后再嫁他人的罪过赎罪。公元390年，她变卖家产为建造医院筹集资金。她还在自己的乡间别墅为那些虽已出院，但仍需要照顾的患者建造康复之家。她还亲自护理患者。据说，她还到罗马的街道去寻找那些需要帮助的病患、流离失所者、垂死之人，把他们带回家，给他们关爱和家的温暖。

法比奥拉的老师圣哲罗姆在一本书中写道：为了穷人的利益，法比奥拉变卖了所有的财产。她以自己柔弱的肩膀，支撑了救护罹患疾病、沾染污秽的人的事业，她亲手喂病人进食，用水湿润行将就木者干涸的嘴唇……

法比奥拉所创建的医院虽然已经不在了，变成考古的遗址，但不论在过去，还是在将来，人们将永远纪念她。

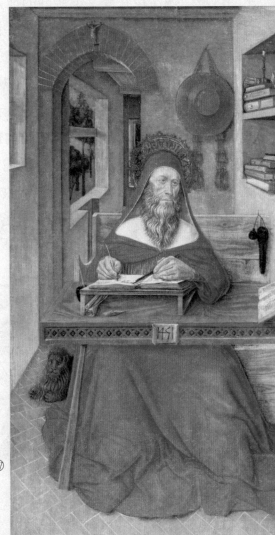

圣哲罗姆Ⓦ

公元5世纪
中药炮制专著《雷公炮炙论》刊行

炮制，又称"炮炙"，是指对药物进行的加工和制作方法。传统中药主要来自动物、植物和矿物，它们往往需要经过各种加工，才便于保存和应用，有时炮制还可以起到减少毒副作用、转变或增加药性功效的作用。

关于药物炮制的记载历史悠久，《黄帝内经》中的方剂半夏秫米汤中，所用的半夏为"治半夏"，说明是经过炮制过的。张仲景在《伤寒杂病论》中对药物炮制非常重视，记载详细，提出了多种炮制方法，如麻黄去节，杏仁去皮尖，大黄用酒浸，厚朴用姜炙，巴豆须熬，附子须炮炙，等等。对药物炮制的要求还散见于秦汉时期的一些医著，但尚未有系统的炮制专书问世。

公元5世纪，南朝时期雷敩编撰的《雷公炮炙论》刊行，这是我国现存的第一部炮制学专著，是中药鉴定学的重要文献。全书共3卷，记载药物300种，系统地讨论了有关药物的性味、炮炙、煮熬、修治等理论及具体操作方法，并对操作过程及其实验数据有较详细的记录。主要内容包括：药物炮炙前后真伪的鉴别、优劣的判断，对不同的药物提出不同的修治和切制要求，火候的掌握，操作工艺的流程，中药饮片的存储及炮制作用、注意事项等。书中所论及的炮制方法有：炮法、炮炙法、焙法、煨法、蒸法、去芦、去足、制霜、制膏、酒制、蜜制、药汁制等，内容丰富，论述详尽。书中有些观念和炮制方法现在看来是正确的、科学的。

《雷公炮炙论》对后世影响极大，历代制剂学著作经常以"雷公"二字冠于书名之首，反映出人们对雷氏制药法的重视与尊奉，后世制药业皆尊雷敩为药物炮制学的鼻祖。遗憾的是，原书早已佚失，其中的内容散见于北宋药物学著作《证类本草》中，据统计多达240余条。

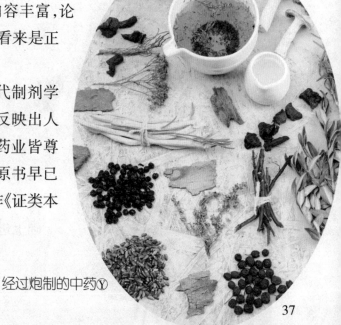

经过炮制的中药Ⓨ

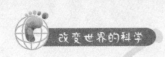

公元6世纪
《本草经集注》问世

两晋南北朝是我国历史上民族大融合的重要时期,大量少数民族的内迁,带来了新的用药经验;生产和医疗实践活动的深入,也使人们对药物的认识不断增加。这个时期出现了不少重要的药物著作,最具有代表性的是《本草经集注》。

《本草经集注》约成书于公元6世纪,由梁代著名道学家、医家陶弘景编撰。陶弘景把前代医家所积累的经验和知识搜集起来,以《神农本草经》为基础,补入了魏晋年间诸位名医所增添的药物内容(即《名医别录》),并结合自己的实践经验进行总结归纳,最终编成该书。

全书共7卷,收录药物730种。在书中,陶弘景改进了之前本草著作的一般分类法,首创了按照药物自然属性和治疗属性分类的新方法,将诸药分为玉石、草木、虫兽、果、菜、米食和有名未用七类,除最后一类外,其余每类药物再分为上、中、下三品,并将具有相同或相似功效的药物归为一类,叫做"诸病通用药"。书中对于药物的性味、产地、采集、形态和鉴别等方面的论述详细,较以前药物著作显著提高。对于药物的寒热性味用墨点、朱点给予区别,药物以墨点为冷,朱点为热,无点为平,方便后人辨识和学习。

《本草经集注》问世后,影响很大,被认为是继《神农本草经》之后的又一块里程碑。书中首创的分类方法便于临床参考,成为我国古代药物分类的标准方法,一直被沿用,并加以发展。后世一些重要的本草学著作如唐代第一部药典《新修本草》,也是在此书基础上进一步补充修订完成的。

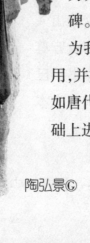

陶弘景◎

公元652年
孙思邈著成《千金要方》

孙思邈，京兆华原（今西安市西北耀县）人，生活于南北朝末期至唐初，是我国历史上汉末至唐代期间最有成就的医药学家，有"药王"之称。

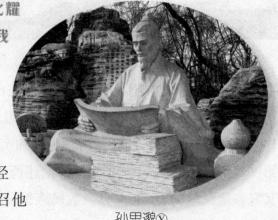

孙思邈ⓨ

孙思邈小时候聪明过人，被人赞誉为"神童"，成年后通晓诸子百家，博涉经史学术，精通道教典籍。当时朝廷征召他做官，他都推辞了，一生淡泊名利。

孙思邈幼年体弱多病，家人为了给他治病几乎花光了所有的钱财，于是他18岁立志学医，20岁便开始为乡邻治病。孙思邈一生致力于医学临床研究，对内、外、妇、儿、五官、针灸各科都十分精通，有24项成果开创了我国医药学史上的先河，尤其是论述医德思想、倡导妇科和儿科、创立针灸穴位等，都是前人未曾阐述的。

孙思邈主张针药并用，创设了新的针灸穴位"阿是穴"，还创制了彩色经络图。他反对魏晋盛行的服石求长生的风气，倡导积极养生、强身长寿。他总结了一套按摩养生的方法，使养生学成为有理论、有实践的学术，受到人们的普遍重视。孙思邈还非常重视药物研究，曾到峨眉山、终南山、江州、太白山等地，边行医边采集中药，进行临床试验。他是继张仲景之后第一个全面、系统研究中医药的先驱者，为

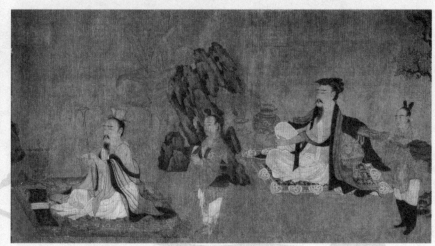

魏晋人物Ⓟ

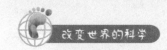
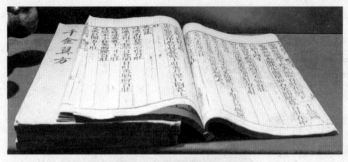

《千金翼方》藏本Ⓨ

中医药学的发展作出了不可磨灭的贡献。

孙思邈一生勤于著书,晚年隐居,专心立著。他著书80多种,其中以《千金要方》(成书于公元652年)、《千金翼方》(成书于公元682年)影响最大。两部巨著共60卷,合称为《千金方》,详尽地记载了唐代以前主要医学著作的医论、医方、诊法、治法、食养、导引等多方面内容,包括作为一个医生所必备的各种医学理论和实践知识,集医药学之大成,堪称为我国第一部临床医学百科全书。书中论述药方共6500首,既有前代著名医家用方,又有各地民间验方,甚至有少数民族医方和国外传来的医方。该书不仅在国内影响极大,而且在亚洲国家广为传播。日本医学界誉《千金方》为"人类之至宝",并建有"《千金方》研究所"予以研究。

孙思邈非常重视医德修养,《千金方》的名称包含着他"人命至重,有贵千金,一方济之,德逾于此"的思想。书的"大医习业"和"大医精诚"两篇中系统地论述了医德规范,为习医者所必读。他论述的医德可以归纳为两个方面:一是技术要精湛,强调学医的人要广泛深入地探究医学原理,专心勤奋不懈怠,不能道听途说、一知半解;二是品德要高尚,强调医生必须思想纯净,对病人抱有同情心,并立志普救众人。医生应该以解除病人痛苦为唯一职责,不应该有其他方面的要求,如果有患者求诊,都应该一视同仁、尽心竭力。这些基本的医疗道德,至今仍具有重要的现实意义。

孙思邈一生身体力行,一心赴救患者,用毕生精力实现了自己的医德思想。

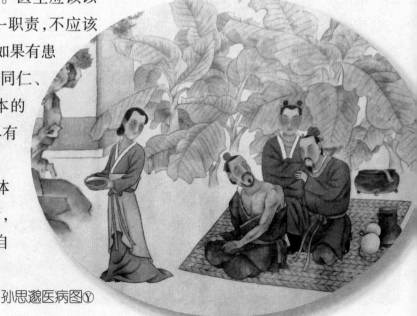

孙思邈医病图Ⓨ

公元9—13世纪
欧洲开展早期医学教育

在5—10世纪,欧洲医学掌握在僧侣手中,医学教育在僧院进行。11—12世纪,有些医学校脱离了僧院的控制,其中最著名的是意大利拿波里南方的萨拉诺医学校。

自9世纪起,萨拉诺医学校开始教授医学,起初由4位医生筹建,他们的初衷是要建立一所独立于教会的学校。萨拉诺医学校被建成一个由学校、医院和学者组成的医学中心,聚集了世界各地的学者,营造了良好的学习和研究环境,后成为文艺复兴的摇篮之一。

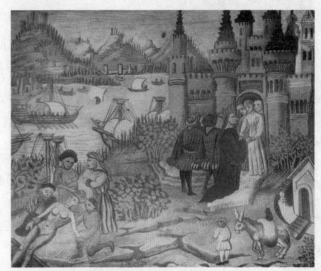

描绘萨拉诺医学校的插画Ⓦ

11—12世纪,萨拉诺医学校已成为欧洲最著名的医学教育中心。医学生的学制是9年,专习外科者为10年,其中包括3年预科、5年医学理论。在那里,兼收并蓄希腊、罗马、犹太、阿拉伯的医学知识。医学教育开始摆脱宗教的束缚,着重教授实用的内容。萨拉诺医学校还承担了阿拉伯医学西传的任务。萨拉诺医学校的核心人物是康斯坦丁,他热爱学术,到过印度、叙利亚、埃及、埃塞俄比亚,精通东方语言,把许多医书由阿拉伯文译成拉丁文。此外,还有来自阿拉伯、希腊等地的医学家到该校任教。萨拉诺医学校还接纳女性来校学习医学,甚至任教。

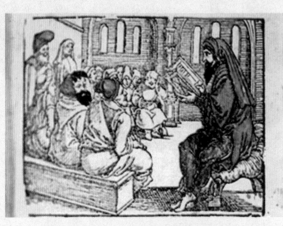

名医康斯坦丁在萨拉诺医学校讲课Ⓦ

当时医学校的学习内容主要是以动物解剖为基础的解剖学和盖仑的生理学、体液病理学、诊断学等。医学校的教师还编写了很

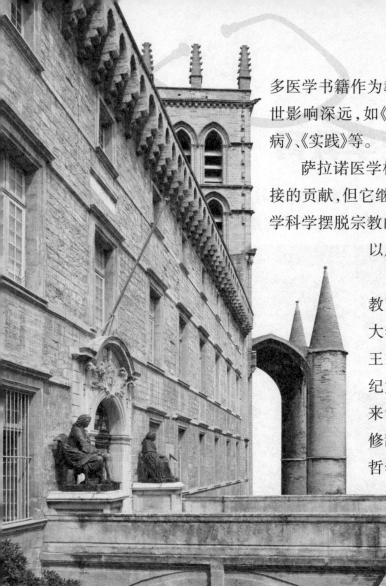

多医学书籍作为教材,并在社会上广为流传,对后世影响深远,如《萨拉诺养生学》、《保健术》、《疾病》、《实践》等。

萨拉诺医学校虽在推动医学的进步上鲜有直接的贡献,但它继承古代医学使其免于泯灭,使医学科学摆脱宗教的束缚,促进医学的自由研究,为以后大学的兴办打下了学术基础。

随着城市的发展、僧侣和教会教育的延伸,欧洲很多城市出现了大学。大学分别由社会(民间)、国王(国家)、教会创办。大多数中世纪大学开始只设神学系、法律系,后来课程逐渐增加。大学学习文法、修辞、伦理、算术、几何、天文、音乐,哲学和法律则单独讲授,医学通常作为哲学的一部分来讲授。

1145年,在法国的蒙彼利埃创建了圣灵医院,除了治疗

蒙彼利埃医学院现貌Ⓨ

疾病外,还负责培养医生。1181年,蒙彼利埃医学院成立,医学教育作为一门课程独立进行。蒙彼利埃医学院有良好的学风,在中世纪医学史上大放光彩,人才辈出,形成了蒙彼利埃学派。其中最突出的人物为阿诺德,他敢于打破

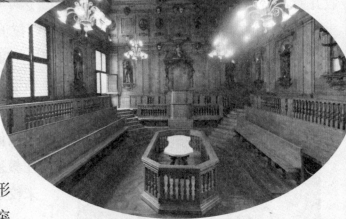

博洛尼亚大学解剖室　中间是解剖台。Ⓒ

教会的陈规陋习,代之以临床经验的积累和合理的医学思考,促进了医学的进步和发展。到13世纪时,蒙彼利埃医学院的发展达到了顶峰。

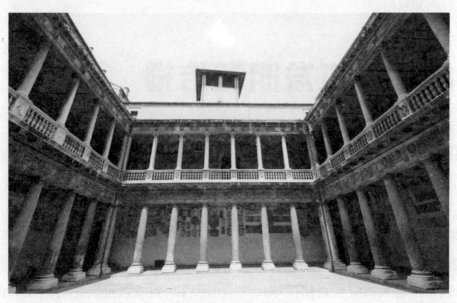

帕多瓦大学一角Ⓨ

意大利博洛尼亚大学创建于1088年。1158年，国王费德里克一世颁布法令，规定博洛尼亚大学作为独立的研究场所不受任何权力的影响。1210年，博洛尼亚大学增设医学学科，并建立医学学位制度，可授予学士、硕士、博士学位。

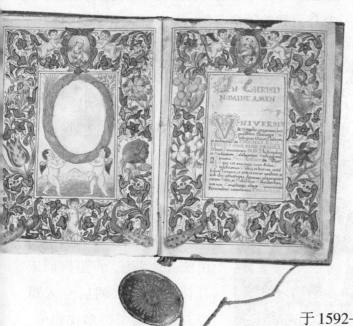

1860年帕多瓦大学医学学位证书Ⓒ

意大利帕多瓦大学成立于1222年，不受罗马教皇管辖，是由学生自由团体建立的大学。帕多瓦大学的校训是"Universa Universis Patavina Libertas"，意思是"为帕多瓦人民以及全世界人民的自由而奋斗"。帕多瓦大学自由的学术氛围吸引了当时众多的欧洲学者。著名物理学家伽利略于1592—1610年在帕多瓦大学从事科学研究。人体解剖学的创始人维萨里也曾在帕多瓦大学任教，并且开创了人体解剖学这个医学领域的新学科，使得帕多瓦大学成为文艺复兴时期解剖学的发源地，奠定了近代西方医学发展的解剖学基础。

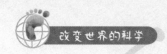

11—18世纪
人痘接种术发明和传播

　　天花是一种烈性传染病，至少已有3000多年历史。考古学家对死于公元前1157年的埃及法老拉美西斯五世的木乃伊进行研究，确认他也是天花的牺牲者。

　　在我国，天花是由东汉时期他国患病的战俘传入的，故被称为"虏疮"。在医疗中医生们发现，患过天花的人，终身不会再被感染。受此启发，中国古代的医生将患天花病人的痘浆直接挑取出来，阴干后吹到没患过天花的健康人的鼻孔里，使后者感染一次轻微的天花，虽然有少部分人在接种后稍有不适，但以后果然不再感染天花了。实际上，就是获得了对天花的免疫力。这种预防天花的方法又称"人痘接种术"或"种痘术"。

　　人痘接种最早始于北宋（11世纪初），当时有峨眉神医为宋仁宗时的丞相王旦之子种痘，获得成功，成为第一个有记载的种痘案例。这一说法还缺乏足够的文献佐证，但确凿的人痘接种最迟不会晚于明代。

　　明清医书中记载有多种种痘术。根据文献，人痘接种最早的方法，有痘衣法（接触患者的衣服）、鼻苗法（将患者疱浆吹入健康人的鼻腔中），后来又出现了干苗法和水苗法（将痘痂研末直接吹入或水调后点入鼻腔），还发明了经多代相传、毒力减弱而更为安全的"熟苗法"。明清时期，还出现

中国古代人痘接种（鼻苗法）⑤

44

了一批以种痘为业的医生。17世纪，为使从北方进入中原的满族和蒙古贵族免受天花侵袭，清朝康熙皇帝将种痘术引入宫廷，并在满蒙八旗中推广应用。

1653年，医生戴笠（字曼公）赴日，将种痘术传给日本人池田正直，开创了日本人痘接种的先例。1688年，俄国医生来北京学习种痘技术，并带回俄国。1790年，朝鲜使者从北京把种痘术带回朝鲜。

在当时，欧洲人面对天花束手无策，中国人的发明，显然令欧洲人羡慕。中国周边国家都派人来专门学习种痘术。后来，种痘术传到阿拉伯、土耳其。

17世纪初，英国学者几次在本国报告了中国通过种痘术预防天花的事例，但都没有引起英国医学界的足够关注。

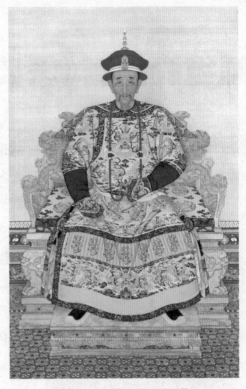

清圣祖康熙皇帝朝服像Ⓦ

把种痘术带入欧洲的是英国驻土耳其大使蒙塔古的夫人。1718年3月，她请英国外科医生梅特兰把他在君士坦丁堡（今土耳其伊斯坦布尔）学到的人痘接种的方法，用到自己6岁孩子的身上，从而使其免遭天花的传染。1719年，蒙塔古夫人随丈夫返回英国，将种痘术带到英国和欧洲大陆。但是，在西方，一直到1721年天花大流行后，种痘术才一波三折，逐渐被推广应用。

此后，种痘术甚至越过大西洋传入美洲，在美洲还出现了专门给人种痘的医生。18世纪后半期，应用种痘术预防天花的方法已很普遍。1796年，英国医生詹纳在此基础上发明了牛痘接种术。此后，全世界的医学工作者经过180多年的努力，终于在全球范围内消灭了天花。人类通过接种疫苗，战胜天花，中国人功不可没。

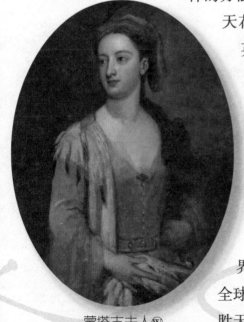

蒙塔古夫人Ⓦ

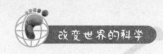
11 世纪初
阿维森纳著《医典》

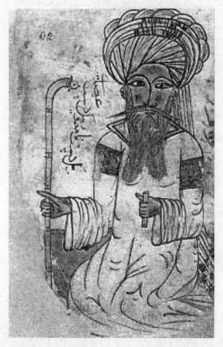

13世纪时绘的阿维森纳W

阿维森纳,原名伊本·辛纳,阿维森纳是后来欧洲人对他的称呼。他不仅是11世纪初著名的医学家,而且对阿拉伯国家乃至欧、亚两洲后世都有深远影响,在世界医学史上占有重要地位,他与希波克拉底、盖仑被并称为医学史上的三位鼻祖。

阿维森纳出生于波斯的阿弗什纳,是一名税务官的儿子。他从小记忆力超群,是位神童。10岁记诵《古兰经》,12岁与人讨论法律,16岁开始学医,17岁对哲学、自然史、诗歌、数学、法学和医学都很熟悉,18岁开业行医。因为他治愈了萨曼国王孟苏尔的病,被聘为"侍医",特许可以到皇家图书馆看书。

他21岁时父亲病逝后,他游学于中亚细亚很多国家,一面讲学,一面写作。除了有关哲学、宗教、法学、数学、天文学、化学、物理学、地质学、音乐、语言、诗歌等方面的书籍外,他还著有大量的医学论述。他一生有多达450部作品,其中传世的约240部,有40部是医学著作。他的医学代表作《医典》就是在这个时期写成的。

在完成《医典》后不久,他前往哈马丹,因医治好国王腹部绞痛而被任命为大臣,后遭人嫉恨而被迫隐居,还曾被囚禁。他一生经历坎坷,从事过法官、教师、行政官、医生等很多职业。晚年被伊斯法罕王子聘为侍医、哲学顾问。在生命的最后10多年中,他完成很多学术著作。1037年,阿维森纳因病去世,年仅57岁。

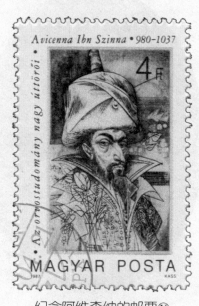

Avicenna Ibn Szinna • 980-1037

4 Ft

MAGYAR POSTA

纪念阿维森纳的邮票Y

据说,他死于酒、色和超负荷写作而引起的过度疲劳。遗憾的是,他的医学理论对自己的健康没有起到应有的作用。当他感到自己的死期将临时,就变卖了家产,把所得的全部钱财,散给需要帮助的贫民们。

《医典》被多次译成拉丁文,在很长一段时间内,成为研究医学的必读书。在这部中世纪卫生学的经典著作中,阿维森纳构建了完整的医学科学体系。此外,《医典》还吸收了当时中国和印度的医学成就,并加以整理和注释,对欧亚两洲各民族的医学沟通产生了深远的影响。《医典》临床病史描述清晰,治疗指征掌握准确,章节编排

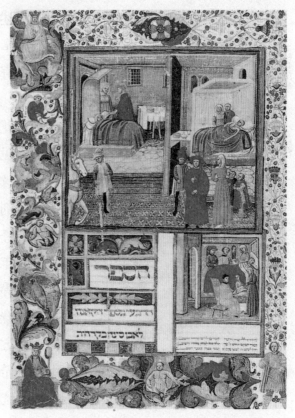

根据《医典》所绘的意大利医生探访病患①

合乎逻辑,无过分夸大而雄辩有力,这部著作直到17世纪末,还是各国医生心目中毋庸置疑的权威著作。

《医典》分5卷,约100万字。卷一的第一篇,阐述了医学的定义、医学中所用的方法和基本理论。阿维森纳在《医典》开篇中是这样描述的:"医学是这样一门科学,它告诉人们关于身体的健康状况,从而使人们在拥有健康的时候珍惜健康,并且帮助人们在失去健康的时候去恢复健康。"第二篇是论一般疾病,尤其是症状,对于脉搏和尿液检验有仔细的观察与详尽的解释。第三篇有许多卫生和预防的处方,这是以后几个世纪中所有卫生书籍的主要来源与出处。在最后一篇中,论及一般疗法,特别是灌肠、泻下、放血、烧灼术等,直到17世纪,这些一直是临床治疗的重要方法。

卷二主要参考了前人的著作,还包括希腊人所不知道的许多药剂知识。卷三专讲各种疾病的病理特征,对每一种疾病都有详细的症状描述。卷四第一篇论述各种热型,介绍了许多流行病,如天花和麻疹;第五篇论外科,详细描述了骨折和脱臼;第七篇是对美容术全面细致的讨论。卷五包括药剂制备的详细指导,

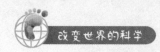
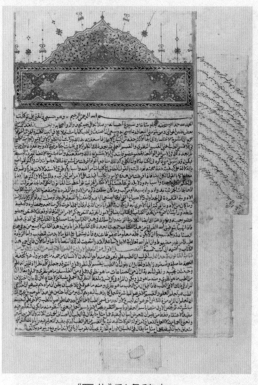

《医典》彩色稿本Ⓦ

阐述了760种不同药物,当时人们都将其奉为药物学方面的经典著作,其影响一直延续到文艺复兴时期。

值得一提的是,在讨论热病(鼠疫、天花和麻疹)时,他提出此病由肉眼看不见的病原体所致,致病物质通过土壤、饮水传播,并强调消毒的重要性;在解剖和生理学部分,他重点谈论大脑和神经的作用;在饮食营养学部分,他强调年龄与饮食的关系,对住宅、穿着、营养等方面详加描述;他还在书中记载了膀胱结石截除术和气管切开术。在治疗方面,他重视药物的作用,不但列举了希腊、印度的药物,还收载了中国的传统药物;在诊断方面,他重视切脉,将脉象分为48种,其中35种颇似源自我国王叔和的《脉经》。

《医典》的主要不足之处在于受当时所处历史条件限制,基础解剖学和生理学的内容不足。

《医典》在12世纪被翻译成拉丁文;在15世纪的后30年里,《医典》以英文、希伯来文出版了16次;1593年阿拉伯文的《医典》在罗马印刷;在12—17世纪的600年间,欧洲很多大学都将《医典》作为医学教科书。

总之,阿维森纳的《医典》既有理论,又有丰富的临床论述,包罗万象,且富有系统性,是当时医学的总结性著述。

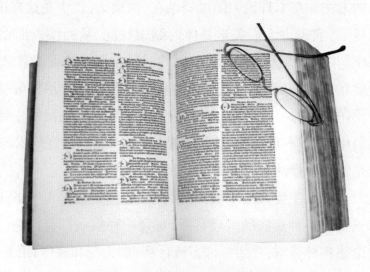

出版于15世纪的拉丁文版《医典》Ⓦ

1026—1027 年
王惟一撰《铜人腧穴针灸图经》并铸针灸铜人

北宋初年，政府发现当时书籍所记载的经络腧穴图有错误，鉴于针灸之法人命攸关，公元1026年，翰林医官王惟一奉诏，对针灸经络腧穴进行订正、补充和规范。

王惟一编著成了《铜人腧穴针灸图经》，由医官院木版刊行，并刻于石碑上，同时补入《穴腧都》卷，创制了世界上第一部国家级经络腧穴的标准。1027年，王惟一主持铸成两具针灸铜人。针灸铜人有以下三个基本特征：一是铜人前后可肢解为两片；二是五脏六腑俱全，肢解后可见到体内脏腑；三是中空，可以注水银（汞），外封黄蜡，考试时，考生针扎穴位后水银就会流出。因针灸铜人在北宋天圣年间制成，故又称为"天圣铜人"。

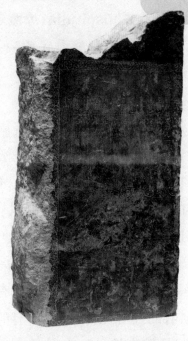

《铜人腧穴针灸图经》刻石Ⓨ

《铜人腧穴针灸图经》和天圣针灸铜人对宋代以前的针刺法、灸法和配穴法等方面进行了全面系统的总结，集宋朝之前腧穴经络之精华，为后世针灸医学发展奠定了基础。尤其是天圣针灸铜人，是世界上最早的国家级经络穴位形象化的标准，堪称为价值连城的"国宝奇珍，医中神器"。2006年，针灸铜人被列为国家级非物质文化遗产，现在作为国家级标准，供研究、学习和考核之用。

天津科技馆中的宋针灸铜人Ⓒ

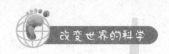

12—13世纪
欧洲医院发展

拉丁文hospitalia，原意是指旅馆、客栈，最初只是收留老人、孤儿、残疾人以及被社会和家庭遗弃的病人，后来演变为专供病人居住的地方，即为英文hospital（医院）的由来。

最早的医院建在修道院周围。目前能确认的最早的基督教教会医院，是6世纪位于君士坦丁堡的桑普松医院。中世纪开始，在战争时期唯有宗教团体伸出援助之手接收和救助病人，这使修道院修士获得人们的尊重。对于被社会抛弃的烈性传染病患者，如麻风病人和鼠疫病人，也是教会主动相助，施以援手，在修道院和大教堂的医院中对他们进行护理和治疗。

在12、13世纪，医院作为一种医疗机构在欧洲迅速发展起来，有人称之为"医院运动"。在整个欧洲所有的小镇上，都能见到医院，这些医院规模或大或小，有的拥有几百张床位，有的只能收容几个病人。一般医院不收治传染病患者。医院有教会办的，也有民间办的。在医院里有专职的医生。

伦敦有两家医院渐渐声名鹊起，分别是由教会资助的圣巴托罗缪医院（建于1123年）和圣托马斯医院（建于1215年）。11世纪，罗马有4所医院，12世纪增至6所，到13世纪已达13所。12世纪，意大利米兰约有12所医院，而到1400年，意大利佛罗伦萨就有超过30所医院，其中最大的是圣玛利亚·诺瓦医院。"医院运动"逐渐扩展至整个欧洲，在德国，每个拥有5000以上人口的城市都建有一所医院。

大多数医院都像是一座带有小礼拜堂、厨房、洗衣房的宿

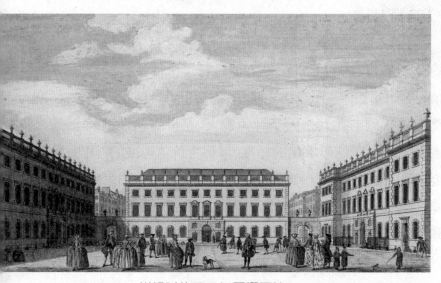

18世纪时的圣巴托罗缪医院◎

舍楼。如果一栋楼里，同时住着男性和女性病人，那么他们就会被安排分住在楼房的两侧。通常，一张病床会分配给不止一个人，这在当时的家庭中也十分常见。有的医院甚至让 12 个孩子睡在一张床上。

13 世纪，随着教会势力扩大，医院宽敞、设施越来越完善，大多数医院建

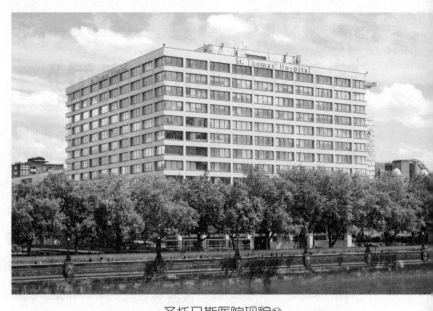

圣托马斯医院现貌①

在安静、通风的地方。意大利有些医院还很漂亮，其设计出自著名艺术家米开朗基罗之手。法国皇帝路易九世的姐姐玛格丽特建造的医院，有圆形的天花板、敞亮的大窗，砖石铺地，长廊围绕，每间病房有 165 平方米那么大，每张病床间都有活动隔板，可以根据需要分隔或贯通，与现代医院已相差无几了。

很多医院都提供专科医疗。有些医院是专门为长期照料穷人或者盲人、跛足人、老人或精神病人而设立的，有些医院是为未婚先孕的女性、弃儿、母亲死于难产的婴儿而设立的。

麻风病院是麻风病人的避难所，这些患者是不准生活在一般城镇中的。在英国坎特伯雷附近，建造了一座规模较大的麻风病院，100 多名患者居住在这里的木质房屋中，他们能获得新鲜的食物和被认为有治疗功效的水。这种隔离措施对防止疾病传染给社区的健康居民有着重大的意义。

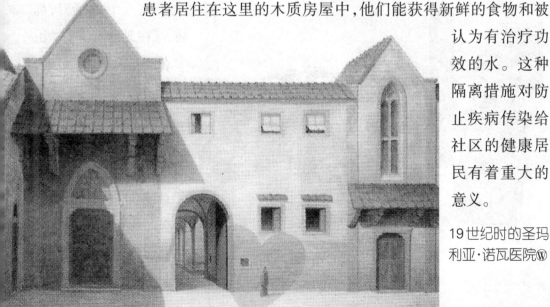

19 世纪时的圣玛利亚·诺瓦医院W

51

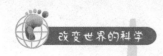

1247年
宋慈撰成《洗冤集录》

在人们眼中，法医是一个神秘而神奇的职业。法医终日与尸体打交道，寻找死亡原因，协助追捕凶手，而且总是使用最先进的医学知识和技术。而早在宋朝，中国就已经有法医学著作了，这就是宋慈所著的《洗冤集录》。

宋慈，字惠文，福建建阳人，南宋孝宗淳熙十三年（1186年），生于一个中等阶层的官僚家庭。宋慈年少时曾经拜朱熹的弟子吴稚为师，受朱熹理学思想影响很深，又与当地名流学者交往，博览经典，融会贯通。青年时期进入太学，平日喜欢三国时期诸葛亮的著作，常以"治世以大德，不以小惠"自勉。

公元1245年左右，宋慈任湖南提点刑狱。任职期间他听讼清明，决事果断，以至于穷乡僻壤、深山幽谷的老百姓都知道宋提刑的大名，因而所到之处恶吏豪强不敢为非作歹。宋慈平反冤案无数，对狱事采取慎之又慎的严肃态度，重视现场勘验，比较实事求是，以民命为贵，这在封建社会的法官中是少有的。

有一年，宋慈考察广西刑狱工作，他不辞辛劳，不避污秽，深入各地，考查现场，从不轻忽怠慢。有一次路旁出现一具尸首，遍身被镰刀砍伤十余处。刚开始宋慈和大家都以为是强盗所杀，后来发现此人衣物都未丢失，于是对此案产生怀疑。宋慈传讯死者的妻子，得知死者生前曾与一个借债人发生口角。他急速差人分头命令借债人及其附近的居民将各家所有的镰刀都送来检验。一下子居民们上交了七八十把镰刀，都陈列在地上。当时正值盛暑，天气炎热，其中一把镰刀上集聚了很多苍蝇。宋慈马上查出此镰刀正是那个借债人所使用的，便擒住讯问，借债人仍然否认。宋慈指着刀，义

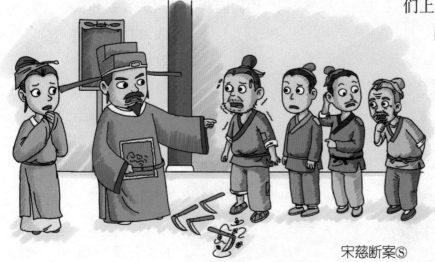

宋慈断案⑤

正辞严地说："所有人的镰刀都没有苍蝇，就你的镰刀苍蝇集聚，这是因为你杀人后血腥气吸引苍蝇的缘故。"在场的居民都不禁叹服，杀人者最终低头认罪。

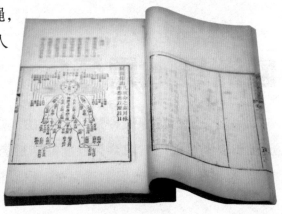

《洗冤集录》Ⓨ

宋慈一生从事司法刑狱，长期的专业工作，使他积累了丰富的法医检验经验。他收集前人的有关记载，参照自己执法检验的现场经验，并吸收当地民间流传的医药知识，于公元1247年撰写了《洗冤集录》一书，用以指导狱事的检验。全书共5卷，记述了人体解剖、检验尸体、检查现场、鉴定死伤原因、自杀或谋杀的各种现象、各种毒物和急救、解毒的方法等内容。

《洗冤集录》对检验中的一些重要问题，如暴力死与非暴力死、自杀与他杀、生前伤与死后伤等，都有不同程度的探讨和研究，所述的大部分内容很有价值，不少鉴别方法详细具体，亦符合现代法医学的原理。

《洗冤集录》对于毒理学也有很多贡献，书中记载了各种毒物中毒的症状以及有关检验毒物的方法。此外，这部书中所记载的例如洗尸、人工呼吸法、夹板固定伤断部位，以及银针验毒、明矾蛋白解砒毒等内容，经现代研究验证都是合乎科学道理的，至今仍具有指导意义。

《洗冤集录》可以称为我国历史上第一部系统的法医学著作，也是世界上比较早的法医专著。它不仅在我国沿用600多年，成为后世各种法医著作的主要参考书，并且广泛外传，被译成荷兰文、法文、德文、朝鲜文、日文、英文、俄文等各种文本，影响深远。

道光年间版《补注洗冤集录证》中的插图　此书是《洗冤集录》增补注释本的一种，由清朝阮其新补注。Ⓦ

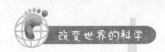

1346—1353年
欧洲暴发黑死病

鼠疫也称淋巴腺鼠疫综合征,是由鼠疫杆菌引起的一种急性传染病,曾经在人类历史上造成巨大灾难。该病症状是患者淋巴肿块,身上出现青黑色疱疹,并且很快死去,这是鼠疫又被称为"黑死病"的由来。

从中世纪开始到结束,人们始终处于鼠疫的灾难性袭击中。史上最严重的鼠疫大流行发生在14世纪中叶,一直延续到18世纪。这场鼠疫始于1338年中亚的一座小城,后传入欧洲。1346—1353年,鼠疫使欧洲死亡约2500万人,人口锐减1/4,大大影响了欧洲乃至世界的经济发展,使11世纪开始繁荣起来的欧洲城市成为一片荒芜之地。黑死病的魔爪伸向社会各阶层,上至贵族僧侣,下至普通百姓,没有人能逃脱黑死病的威胁,死亡的阴影笼罩着整个欧洲大陆。

当时对黑死病的病因一无所知,医生也一筹莫展。有的医生让病人空着肚子,站在厕所里,闻几小时的臭气,想用强烈的臭味来"以毒攻毒"。有的医生采

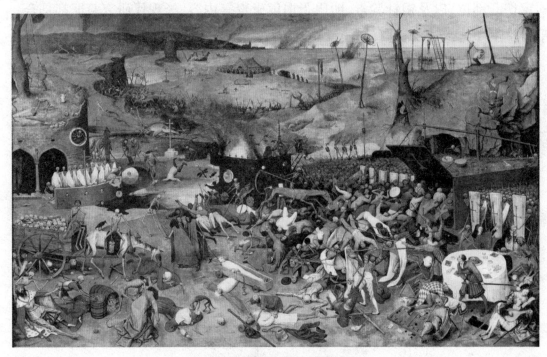

反映黑死病造成的灾难的画Ⓦ

用放血的方法,然而这样做只会减弱病人已经十分微弱的抵抗力,加速病人死亡。当时,为了消毒空气,满街都是火光;为了使体内洁净,泻剂的用量大增。但事实证明,这些方法都是徒劳的。

在烈性传染病肆虐的情况下,仍然有很多医生尽力去帮助病人。当时,医生穿上特制的隔离服,以避免自己被感染。这与现代隔离服相似,只是面罩做成啄木鸟头的形状,可能象征着"消灭害虫"。医生在鸟头的长嘴里放一些香料,用以消毒,有助于呼吸洁净的空气;戴上镶有水晶玻璃镜片的眼镜,以保护双眼免受"毒气"的侵害;手上戴一副大手套,拿着长长的指示棒,便于在不直接接触病人的情况下,指导治疗。

医生对黑死病束手无策,向上帝祈祷也毫无作用,可怕的瘟疫使人心惶惶,奇思怪想也像瘟疫一样流行起来。人们转而求助于巫医、巫药,并把病因归结于魔鬼施法,巫药房甚至提供巫医作法必备的道具。

因为随时可能被病魔夺去生命,当时的人们都是过一天算一天,不去规划未来。有的人整天饮酒作乐,荒淫无度,以此来逃避对疾病和死亡的恐惧。瘟疫不仅使经济倒退,社会动荡不安,而且在人们的生理和心理上留下严重的后遗症,欧洲随后出现了精神性流行病——群体性癔症(又称歇斯底里)。

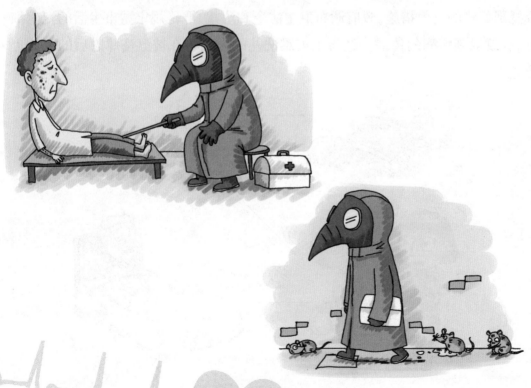

医生穿着"隔离服"四处诊病⑤

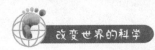

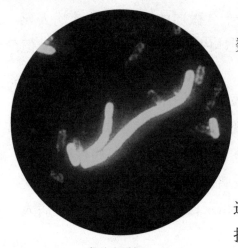

鼠疫杆菌ⓒ

欧洲人还习惯将瘟疫归咎于犹太人等少数族群。有人说,瘟疫是水源中有毒引起,并认为是犹太人在水中投毒,于是愤怒的人们审判甚至烧死犹太人。在德国,有几万犹太人被当做瘟疫传播者被杀死或活活烧死。又有人说,女巫们勾结魔鬼对牲畜施法是产生瘟疫的原因,这个谣言引发了虐杀"女巫"运动,那些被认为邪恶的女性通常在遭受酷刑折磨后被烧死。

当时还是有些比较靠谱的应对措施。例如,在意大利,要求旅行者隔离检疫。米兰议会还下令封锁隔离病人的房屋,降低传染的可能性。

后来人们知道,鼠疫是由跳蚤传播的,跳蚤吸了带有鼠疫杆菌的鼠的血,再叮咬人时,带菌的血液就会注入人体,引起疾病。因此,杀灭鼠和跳蚤,是阻止鼠疫传播的措施之一。

不过,通过这场瘟疫,人们开始放弃所谓的"信仰疗法",试图从科学角度研究抵制瘟疫的有效措施,政府颁布卫生法令和法规,严格规定城市生活的卫生细则,有效遏制疾病的传播。经历了灾难洗礼的人们将在被瘟疫肆虐后的废墟上重建文明。

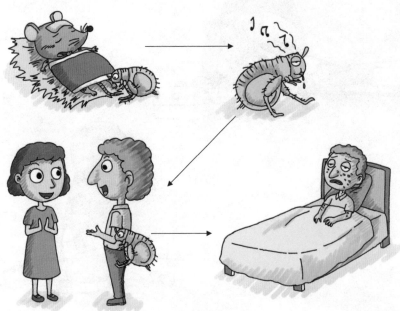

黑死病的传播途径ⓢ

1353—1377年
开创海港检疫制度

　　中世纪传染病的流行造成的后果极为可怕，不仅夺去无数人的生命，而且严重影响了日常生活。但另一方面，传染病的流行也促进了医学家对传染病的本质进行探讨，并寻找应对的方法。

　　人们从传染病的流行和暴发中吸取教训，知道直接接触病死者的衣物、用品，或从疫区来的旅行者，都可能使疾病蔓延。于是，在城市施行了严格的卫生措施，如清扫街道，禁止向街道倾倒垃圾、动物尸体和废弃物，对传染病或疑似传染病的患者实行严格隔离。规定病人的尸体必须在晚上运出城市，连同死者衣物、用品一同销毁。

　　当时在意大利的米兰、威尼斯等港口城市施行了更为严格的措施，禁止病人进入港口或城内，后来其他地方争相仿效，很多港口都设立了检疫部门。1353年，法国马赛建立了特设的海港检疫站，禁止可疑的船只进港，断绝与疫区的交通。由于这种方法对控制传染病很有效果，不久被全欧洲采用，并在全世界推广。直到如今，"海港检疫"不仅关系

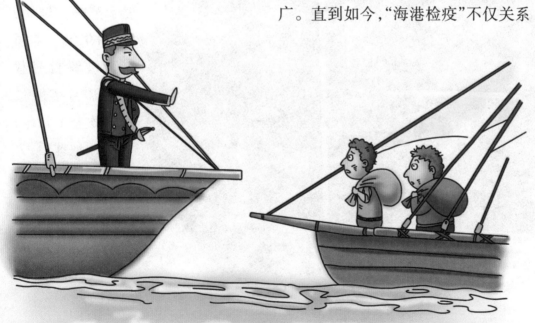

海港检疫Ⓢ

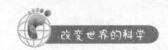

到公共卫生安全,而且与国家主权紧密相连,成为世界各国通用的惯例。

威尼斯及其他沿海城市将这些防止传染病的措施用法律形式固定下来:对有传染嫌疑的房屋,施以通风和熏蒸;可疑病人使用过的家具将在日光下曝晒,衣物、用品全部烧毁;对街道卫生和水源加以管控。威尼斯市政厅制定了相应的卫生法规,设立了世界上第一个水务官,后来又陆续增设水源供应员、特殊卫生官员。1374年,威尼斯宣布,所有来往客商中,凡已受感染或有感染嫌疑者一律不准进城。

1377年,亚得里亚海东岸的拉古萨共和国颁布了对海员的管理规则,指定在距离城市与海港足够远的地方为登陆处。所有可疑的旅客须在空气新鲜、阳光充足的环境里停留30天后才准入境,与可疑旅客接触者也必须严格隔离,这种方法被称为Trentina(30天)。后来担心30天的时间不够,又延长了10天,称为"Quarantenaria"(意大利语,意为40天,四旬斋),这就是后来"海港检疫"(Quarantine)这个词的来源。海港检疫制度不仅阻止了传染病的流行,而且促成了卫生法规的建立,是人类在防止传染病流行方面取得的巨大进步。

当人类步入太空,"海港检疫"又扩展了范畴。例如,1969年,美国阿波罗11号载着3名宇航员首次登上月球,返回地球后,为了避免将未知的疫病带回地球,3名宇航员被隔离了21天。

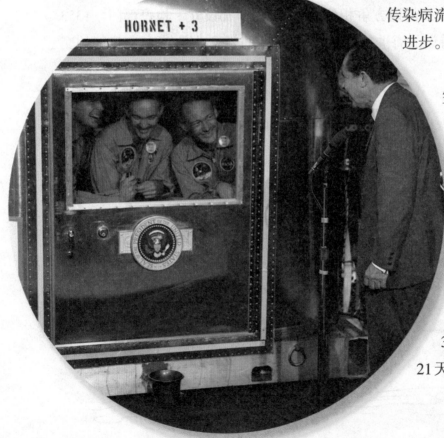

美国总统尼克松前去探望被隔离的宇航员Ⓝ

1363 年

肖利亚克著《大外科》

过去，外科医生只是单纯为病人治疗伤口，是法国外科医生肖利亚克使外科成为医学中的一门独立学科。

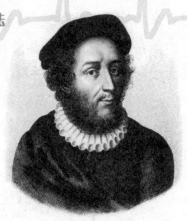

肖利亚克⑩

肖利亚克出生于法国的洛泽尔省肖拉克，是农民的儿子。他年轻时在意大利波伦亚大学求学，师从著名解剖学家蒙迪诺。肖利亚克离开波伦亚后，在法国里昂做了较长时间的外科医生，担任里昂圣·尤斯慈善院院长多年。是他把解剖学的新观念引入法国，奠定了外科学的基础。

在实施手术方面，肖利亚克坚持"行动的外科医生"观念，并具体化。他主张在做外科手术之前，应用让病人意识模糊的药物，降低病人疼痛感。但他清醒地认识到药物不能过量使用，否则可能会导致病人死亡。他还发明了很多外科器具，如耳镜、拔箭外科弩、空心导管、烙器、骨刮刀等。

他是教皇克莱芒六世及其两名继任者的私人医生，一生大多数时间在法国的阿维尼翁度过，在那儿他从一场黑死病感染中幸运地活了下来。这场瘟疫之后，肖利亚克写下了著名的外科学经典著作——《大外科》。他是那个时代最重要的医生之一，他奋斗一生，致力于将外科学发展成一门独立的学科，他的学术思想主宰了之后200多年的外科学。

《大外科》共7册，肖利亚克总结了当时的外科学知识，并根据自己的理解和手

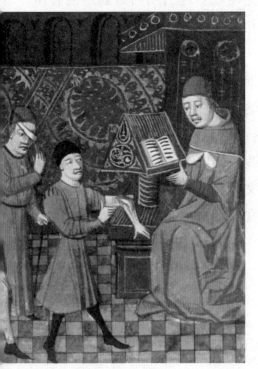

《大外科》中有值得称道的治疗伤口理念ⓒ

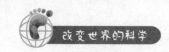
术经验予以评论。全书以缜密严谨的解剖研究为基础,内容涵盖解剖、放血、腐蚀、毒品、麻醉剂、伤口、骨折、溃疡、特殊疾病、解毒等。他在治疗大腿骨折的手术中采用了牵引的方法,应用夹板疗法治疗手脚关节脱臼。他在治疗中还使用了石膏。肖利亚克认为,化脓是感染愈合过程中所必需的。另外,他建议用直接缝合来治疗损伤的神经,对于呼吸困难,则实施气管切开插管治疗。

他在书中总结了作为外科医生的四个必要条件:博学,熟练,敏捷(因为当时尚无成熟的麻醉技术,外科手术越快越好),有道德修养。这四条就是在今天看来,也是外科医生应具备的素质。肖利亚克医术高明,医德高尚,悲天悯人,广博慈爱。他在书中写道:"优秀的外科医生应当具备丰富的医学知识,尤其是解剖知识;应当谦恭……胆大心细,审慎处理,虔敬而慈悲。他可根据自己的服务,收取适当费用,但不能贪得无厌。"

肖利亚克的理论有很大部分来源于盖仑,受阿拉伯医学的影响也很深。在书中,他引经据典,认为外科手术是从希波克拉底和盖仑开始的,并进一步在阿拉伯世界发展。他还较多地引用阿维森纳的著作,几乎每一页都有。

肖利亚克的著作一出版就备受推崇,作为外科学的经典教科书长达几百年之久。15世纪就印刷发行了14版,到16世纪仍在不断修订改版印刷。《大外科》最初是用拉丁文写就,后来陆续被译成英文、法文、希伯来文、荷兰文和意大利文。

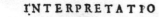

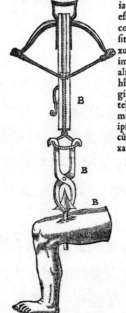

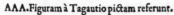

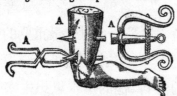

《大外科》中绘的拔箭外科弩⊙

约1490年
达·芬奇研究人体解剖

14世纪末,轰轰烈烈的文艺复兴运动犹如一阵春雷,唤醒了沉睡中的自然科学。人们开始重新审视盖仑的学说,向这一盛行了千年之久的权威理论提出了挑战。有趣的是,第一个向盖仑学说提出挑战的不是医生,而是意大利著名画家达·芬奇。

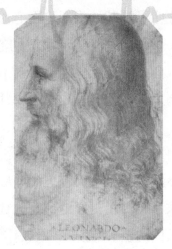

达·芬奇Ⓦ

达·芬奇在《蒙娜丽莎》、《最后的晚餐》、《岩间圣母》等精美绝伦的绘画作品中表现出的天赋,使他成为举世公认的文艺复兴时期最伟大的艺术家。达·芬奇对人体解剖的研究,起初纯粹出于对艺术的追求:力图用手中的画笔真实地反映人体的形象,使自己的作品达到现实主义的高度。于是,他以一个艺术家的眼光开始研究人体解剖,又以一个科学家的头脑继续这种研究,他对人体构造及其功能的兴趣甚至比对纯艺术更为浓厚。因为他认为,解剖学本身就是值得研究的一门学科;因为他相信,解剖和实验将能揭示支配人类运动,甚至支配人类生命的机制。这就使达·芬奇不仅在艺术上,也在解剖学上取得了卓越成就。

约1490年,达·芬奇进行了深入细致的人体解剖研究,他曾解剖过30多具尸体,不仅画下每一根骨头的位置,还研究这些骨骼的功能。对于每一块肌肉,他不仅清晰描绘,还研究这些肌肉的作用。达·芬奇绘制了许多人体解剖图,包括心脏、消化道、生殖器官和子宫内胎儿的情况等,甚至绘出了非常复杂的神经系统解剖图。在他所解剖的30多具尸体中,有10具是专门用于研究人体心血

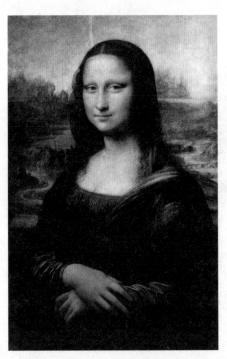

达·芬奇画作《蒙娜丽莎》Ⓦ

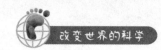

管系统的。他将熔化的蜡注入心脏,观察心脏房室的形状,纠正了盖仑关于心脏只有两个心室的看法,指出心脏有四个腔,即两个心房、两个心室。他还设计了一个简单的实验,用强大的气压把气体压入肺内,然后检查心脏。结果发现,无论气压多么大,气体也进不了心脏,这就否定了肺静脉将空气输入心脏的说法,证明了静脉的根源也在心脏,并非像盖仑所说的静脉起源于肝脏。达·芬奇还第一个画出了优美而准确的心瓣膜图,并发现大动脉始端瓣膜的作用在于防止血液向心脏倒流。这些成果使他成为近代探索人体科学的先驱。达·芬奇一生绘制了700多幅人体解剖图,可惜保存至今的不足200幅。

文艺复兴时期出现了一批像达·芬奇那样的"艺术解剖学家",在他们的心目中,人体是上帝创造的最完美的杰作。对他们来说,光有人体外部的知识是远远不够的,他们还渴望了解人体肌肉和骨骼的运动,了解肌肉、骨骼与身体内部的联系。为了更好地展现人体之美和人体力量,许多艺术家热衷于解剖人体、研究人体构造,掀起了一股人体解剖的热潮。他们同时用手中的画笔和解剖刀,使人体解剖学从中世纪的阴霾中走了出来,成为维萨里《人体的构造》这部近代解剖学奠基之作的先驱者。

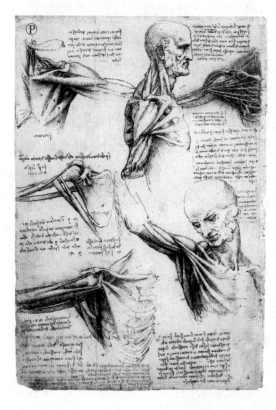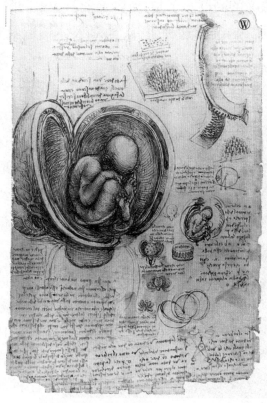

达·芬奇绘制的肌肉解剖图(左)和子宫内的胎儿图(右)

1498 年
第一部欧洲药典在佛罗伦萨出版

　　药典是记载药物规格、制剂工艺、检验标准等的典籍，一般由政府主持编纂并颁布实施。《佛罗伦萨药典》由意大利佛罗伦萨医师学会于1498年编撰出版，被认为是欧洲最早的药物汇编集。

　　《佛罗伦萨药典》也被称为《新编处方集》，它是欧洲第一部复方药物制备和配制标准的药典，被佛罗伦萨医师和药师协会所认可。该药典的问世不仅为医师和药师的处方药物制备确定了标准，而且也作为国家观念形成的一种标志。

　　该药典包括三个主要部分。第一部分是药物治疗的简单说明、选择和建议、储存和制备、复方的配制规则以及用法和剂量。第二部分是专门的配方清单。第三部分除了阿拉伯度量衡的技术说明外，还有从常见植物中提取

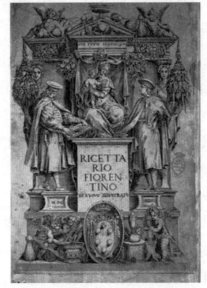

1567年出版的《佛罗伦萨药典》第3版封面Ⓟ

有效成分的方法。半个世纪后，在1550年，《佛罗伦萨药典》发行第2版，新版增补了发现的新药，对原来的药物制备和配制标准进行了审查，对一些有新的功能或新配方的药物作了简短清楚的说明。1567年，《佛罗伦萨药典》发行第3版，该版的特点是更换了新封面，封面呈现了文艺复兴时期的艺术风格，该版一直沿用到17世纪。

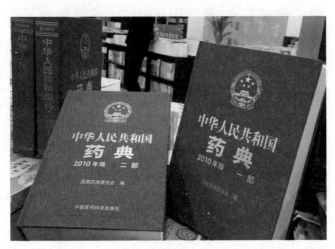

中国药典Ⓖ

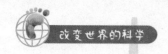

1530年
帕拉塞尔苏斯用汞剂治疗梅毒，开创化学制药方法

帕拉塞尔苏斯原名菲利普·冯·霍恩海姆，他早年曾学习化学和矿物学，后又对医学产生了兴趣。他在费拉拉大学攻读医学博士学位时，将自己的名字改为"帕拉塞尔苏斯"，意为"赛过"1世纪的罗马名医塞尔苏斯。

帕拉塞尔苏斯关注医学常识和医疗经验，他常说"没有科学和经验，谁也不能做医生"。帕拉塞尔苏斯曾游历欧洲各地，广泛接触民间医家，利用各种机会考察疾病，积累了丰富的经验。在巴塞尔大学任教时，他对前来听他课的人来者不拒，甚至主动邀请药剂师、理发师兼外科医生前来，使学者与医学职业的工匠联合起来。他常当众焚烧长期以来被奉为金科玉律的盖仑和阿维森纳的著作作为开讲的仪式，以显示自己与中世纪传统医学决裂的勇气。

在帕拉塞尔苏斯看来，人体实际上是一个化学系统，疾病可能缘于化学元素的失衡，而且每一种疾病都有一种特效的化学治疗方法。因此，他竭力反对使用旧时成分不明的"万灵药"，而主张服用单一的物质作为药剂。

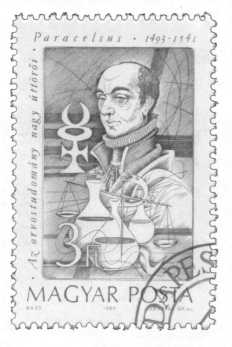

纪念帕拉塞尔苏斯的邮票ⓨ

在中世纪，人们只知道，梅毒是一种与性行为有关的传染病，不仅具有传染性，而且名声不佳，医生对病因不甚了解，面对梅毒肆虐束手无策。帕拉塞尔苏斯是有效治疗梅毒的第一位医学家，他使用水银（汞）成功治愈了14例梅毒患者中的9例。1530年，他著文讨论梅毒及治疗，指出口服汞剂有显著疗效。在医疗实践中，他还制备了多种含汞、硫、铁或硫酸铜的药物，开创了化学制药方法。

帕拉塞尔苏斯对医药发展贡献卓著，企图把医学和炼金术结合起来，成为一种新的医疗化学，但是他的医学理论依然带有中世纪神秘主义的色彩，他相信神创世界，生命来自"活力"。

1543 年

维萨里《人体的构造》出版

文艺复兴时期，达·芬奇等艺术解剖学家们掀起了人体解剖热，不过，他们的兴趣都在艺术层面。解剖学要为医学服务，还需要医学家的贡献。维萨里就是这一时期医学家的代表。

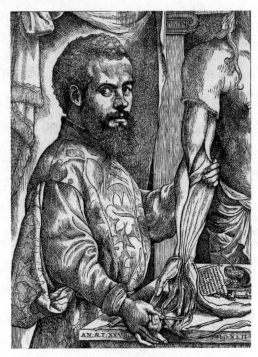

维萨里Ⓦ

维萨里1514年出生在比利时的一个医生世家，还在童年时代，他就解剖过猫、狗、鼠等小动物，对解剖学情有独钟。1533年，维萨里前往巴黎大学医学院留学。当时医学教育严重脱离实际，一切知识来自于古代权威的著作。在解剖学课堂上，教授们滔滔不绝地背诵着盖仑的理论，偶尔让屠夫或理发师做些解剖动物的演示。维萨里对这种"君子动口不动手"的学风实在看不惯，他觉得"了解人体的构造只有通过亲自动手解剖人体"。

为了得到第一手资料，维萨里不顾教会禁令，冒着生命危险，几次三番趁着黑夜，悄悄地来到郊外墓地或刑场，发掘荒冢，盗取尸体遗骸并进行细致的解剖，从而对人体的肌肉、骨骼和内脏等作详细描绘和深入研究。他在1536年的记录中描述道："我独自在深夜身处那么多尸体中，费力地爬上绞刑架，毫不犹豫地把我那么想得到的东西拉了下来。我把这些骨头拉下来以后，就把它们运到距离较远的地方藏匿起来。等到第二天，我才能一点一点地从另一个城门将其运回家中。"在这些艰苦和冒险的工作中，维萨里掌握了丰富的人体解剖知识，也发现了盖仑学说中的许多错误。

1543年5月，波兰天文学家哥白尼发表了《天体运行论》，书中否定了教会宣扬的地心说"地球是宇宙中心"，提出日心说"太阳才是宇宙中心"。这是人类认识宇宙历程中的一场革命，《天体运行论》也被认为是现代天文学甚至是现

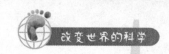

代科学的起点。此后不到一个月，28岁的维萨里出版了另一部惊世骇俗的著作《人体的构造》。该书共分7卷，并配有300余幅精细而生动的插图，分别论述了人体的骨骼、肌肉、血液、神经、内脏、脑和感觉器官等。他在书里还创用了胼胝体、鼻后孔、砧骨等许多解剖学名词。本书最后还有两个附录，介绍了活体解剖的方法。《人体的构造》第一次在解剖实验基础上，全面系统地揭示出人体的真实构造，奠定了科学解剖学的基础。

维萨里著作的最大特点是，以系统的人体解剖作为依据，用他的话来说："我要从人体本身的解剖来阐明人体的构造。"他用实际解剖所获得的大量无可辩驳的事实，匡正了盖仑著作中的200多处错误。比如，盖仑说人的腿骨像狗那样是"弯曲"的，而维萨里却指出，人的腿骨是直的。又如，盖仑说心脏中隔充满"小孔"，血液可以通过小孔从右心室流向左心室，而维萨里却指出，心脏中隔根本就不存在所谓的那种供血液流通的小孔。他在书中写道："在不久以前，我不敢对盖仑的意见表示丝毫的异议。但是心脏中隔像其他部分一样厚密而结实，我根本看不出，即使是最微小的颗粒，怎么能从右心室通过小孔而转送到左心室来。"但是，维萨里对前辈的态度是实事求是的，他在《人体的构造》序言中写道："我在这里并不是无故挑剔盖仑的缺点，相反的，我肯定盖仑是古代一位大解剖学家，

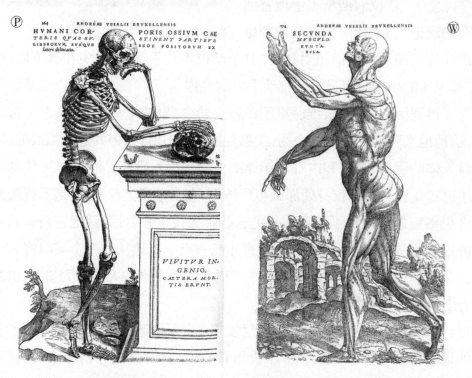

《人体的构造》中的插图　图中的人体都会摆出别有深意的姿势。

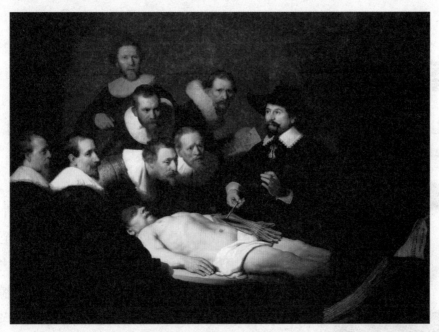

创作于1632年的油画《杜普教授的解剖学课》 这是当时著名医学家杜普教授与其他几位医生的肖像画,说明那时解剖课已是正大光明的医学课程。Ⓦ

解剖过很多动物,但限于条件,就是没有解剖过人体,以致造成许多错误。在一门简单的解剖学课程中,我能指出他200多处错误,但我还是尊重他。"维萨里还用解剖材料驳斥了《圣经》上关于"上帝造人"的论断。按照《圣经》的说法,人是上帝在开天辟地的最后一天(第六天)创造出来的。上帝先造了男人亚当,然后用亚当的一根肋骨再造出了女人夏娃。这样说来,男人的肋骨应该比女人少一根。可是,人体解剖的结果却表明,男人和女人的肋骨左右数目相等。这就挑战了经典的教义和教会的权威。

《人体的构造》出版后,立即引起了宗教界和医学界保守派的恐惧和仇视,他们咒骂维萨里是疯子,攻击《人体的构造》亵渎了上帝,逼迫维萨里前往"圣地"耶路撒冷朝圣赎罪。不幸的是,返归途中,维萨里船破遇险,横死荒岛。

中世纪结束之后,欧洲的解剖学终于摆脱桎梏,成为光明正大的医学课程,蓬勃发展起来。用于医学解剖的尸体也有了符合道德和法律的来源,医学家们不再需要偷偷摸摸地做研究了。数百年来,无数科学家致力于解剖学研究,积累起大量关于人体的知识。今天,我们为生活在这个医学昌明的时代感到庆幸的同时,也要缅怀和感激维萨里等无数医学先贤在探究人体奥秘过程中所作出的贡献和牺牲。

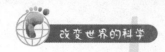

1545年
巴雷改进枪伤治疗方法

16世纪的欧洲，枪伤被公认为有毒，常规处理就是用赤热的铁器烧灼，并用一种煮沸的油剂（沸油）冲洗，这种方法使伤者疼痛难忍，常常昏厥。

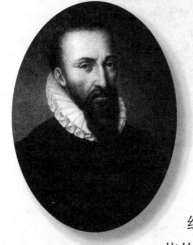

巴雷ⓦ

巴雷是法国一位长年在军队中服役的外科医生，在一次作战中，巴雷处理了许多伤员，以至于沸油很快被用尽，他不得不临时寻找替代的方法。于是，他制造了一种由蛋黄、玫瑰油和松脂调制成的膏状物，代替沸油来处理其余士兵的伤口。当天晚上，巴雷心神不定，担心伤员发生中毒感染，但第二天奇迹出现了：那些涂敷药膏的伤员，伤口既没有红肿，也没有发炎，舒适地度过了一夜；而那些用沸油烧灼的伤员，创口发炎肿胀，还发起高烧，痛苦不堪。就这样，巴雷终于结束了用热烙铁或沸油浇灼伤口的野蛮治疗方法。

巴雷在长期的军医生涯中，还解决了手术中大血管出血的问题，发明了一种用丝线结扎血管的新方法——结扎法。巴雷每次使用结扎法之前，都要先将丝线放在锅里加热蒸煮消毒，再用于手术中血管的结扎。这种用丝线扎住血管来代替烧灼组织的结扎法，极大推动了外科截肢术的进展。他还发明了像止血钳这样的新型外科手术工具，并发明了精制的人工假肢。

1545年，巴雷《枪伤疗法》一书出版，其中指出，枪伤没有毒性，不必用沸油治疗，创伤后的出血也不必用热烙铁或浇灼法。该书被公认为是近代外科学的经典著作，巴雷也因此获得了"外科医学之父"的声誉。

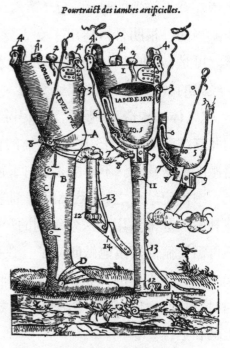

Pourtraict des iambes artificielles.

巴雷书中绘的假肢ⓦ

1553—1628 年
血液循环研究不断推进

血液在人和许多动物体内流动，为各组织和器官带来新鲜的氧和营养物质，带走二氧化碳和其他代谢产物。但血液在动物体内是怎么流动的呢？为了提示和传播血液循环的奥秘，科学家付出了长时间的努力，甚至生命的代价。

1553 年，在法国南部一个小城镇有人匿名出版了一本书——《论基督教的复兴》。这本书热情宣扬了科学发现，大胆地批判了陈腐学说，对教会一直信奉的古罗马名医盖仑的学说也提出了挑战，并以科学实验所提供的事实证明：血液从右心室通过肺动脉流入肺部，与吸入的新鲜空气相结合，再经肺静脉流入左心房。这个心脏和肺部之间的血液循环，就是肺循环，又称小循环。这本书的作者是西班牙医生塞尔维特。由于认识所限，塞尔维特未使用"循环"一词。但后人为了纪念他的功绩，常将肺循环称为"塞尔维特循环"。

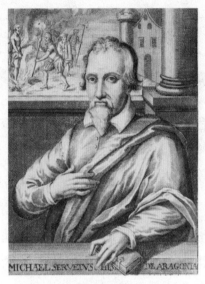

塞尔维特Ⓦ

不幸的是，当时宗教教会为维护"上帝的权威"，指控塞尔维特是一个特别危险的"异端分子"，他因而被捕。教会多次对他施以酷刑和引诱，他始终临危不惧。最后，宗教裁判所对他和他所有的著作处以火刑。刽子手用铁链把他绑在火刑柱上，点燃潮湿的木柴，慢慢地把他烧成灰。

塞尔维特在烈火中为真理殉难了，他用自己的生命和鲜血为后人铺平了道路。最终，英国医生哈维通过实验，揭开了血液循环之谜。

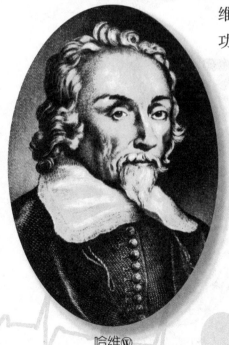

哈维Ⓦ

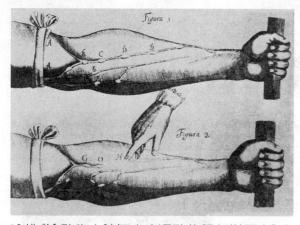

哈维《论动物心脏与血液运动的解剖学研究》中的插图 描绘人手臂上的静脉。Ⓦ

哈维1578年生于英国坎特郡的福尔兹顿，16岁那年以优异的成绩考入了著名的剑桥大学，攻读古代文学、自然科学、医学和哲学。他才华出众，三年后就获得了文学学士学位。可是哈维的爱好并不是文学。1597年，哈维来到了意大利，求学于帕多瓦大学，专攻医学。在学校里，哈维曾多次旁听著名物理学家伽利略的动人演讲，并幸运地得到了意大利解剖学家法布里修斯的悉心指导直至毕业。

1602年，哈维圆满地结束学业回到祖国，不久又获得了剑桥大学医学博士学位。他先后解剖了80余种动物，以后又做了大量的人体实验，发现血液流动并不像盖仑所说，可以从心脏的一侧流到另一侧。为了确定血液的流向，哈维用绳子结扎动脉，结果发现结扎的上方，即靠近心脏的那段动脉膨大起来，而且每一次心跳就有一次搏动。相反，在结扎的下方，即远离心脏的那段动脉瘪了下去，没有血液，也没有脉搏。这提示动脉里的血液是从心脏来的。哈维又用同样的方法来观察静脉，结果所发生的情况正好相反。实验表明，动脉血流出心脏，静脉血流进心脏，血液是在血管中一刻不停地朝着一个方向流动。

哈维还开创性地将数学方法用于血液循环的研究，对人体的血液流量做了细致的

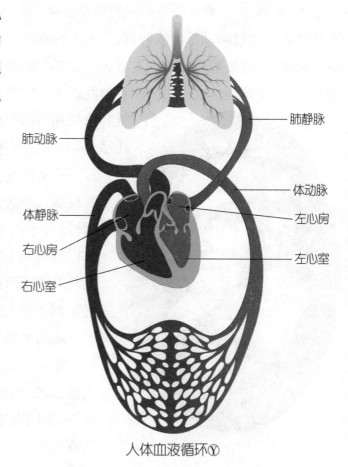

肺静脉

肺动脉

体动脉

体静脉

左心房

右心房

左心室

右心室

人体血液循环Ⓨ

测量计算。他发现，每一心室的血容量约57克，心脏每分钟大约跳动72次，1小时（60分钟）内经心脏排出的血液应该是57×72×60＝246 240克，相当于一个人体重的好几倍。如此大量的血液来自何处？离开心脏后流到哪里去了呢？显然，没有一个器官能容纳这么多血液而不被胀破。唯一合理的解释是，血液在循环流动，流出心脏和流回心脏的是同一部分血液。通过进一步实验和推论，哈维终于发现了血液循环的规律。他指出，心脏就像一个"泵"，当它收缩的时候，就把血液压入动脉；血液从左心室流出，经过主动脉遍布全身，再经过腔静脉流入右心房，又经过肺循环而流回左心房。

哈维在初步确立血液循环流动的思想基础上，力图通过"反复的活体解剖"来证明自己的见解。他对活蛇进行了解剖。如果血液循环的思想正确，只要扎住与心脏连接的静脉，血液便不能流回心脏，心脏就会变空变小；如果扎住与心脏连接的动脉，心脏就会因排不出血液而胀大。哈维剖开蛇身，用镊子时而夹住静脉，时而夹住动脉，仔细观察心脏、动脉、静脉的充血变化，结果与预想的情况完全吻合。哈维还观察了其他有血动物血液的运行情况，不但证实了血液循环的思想是正确的，而且说明了血液循环的普遍性。

1628年，哈维经过长期的努力研究，用无可辩驳的实验事实，严谨的逻辑推理，发表了享有不朽声誉的《论动物心脏与血液运动的解剖学研究》，揭示了血液循环的必然规律。哈维在血液循环研究中的卓越成就不仅建立了生理学和医学的重要原则，而且体现了科学论证和逻辑推理的力量，他以自己的科学实验演示了自然科学最有效的研究程序。

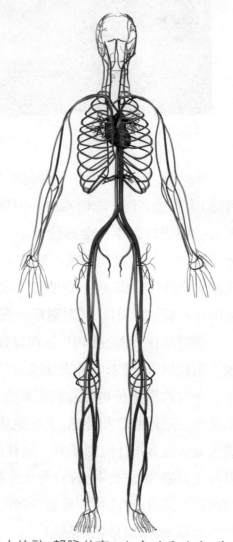

人体动、静脉分布　红色的是动脉，蓝色的是静脉。图中只绘出一部分血管，其实，静脉和动脉是相伴而行的。Ⓨ

71

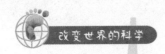

1578 年
李时珍著成《本草纲目》

李时珍是我国明朝也是历史上最著名的医学家、药学家和博物学家之一,他所著的《本草纲目》集本草学大成,是我国古代文化科学宝库中的珍贵遗产。

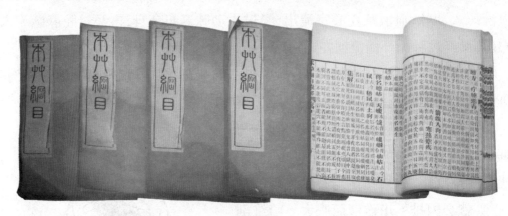

《本草纲目》Y

李时珍,字东璧,晚年号濒湖山人,蕲州(今湖北蕲春县)人。其父李言闻(号月池)为当地名医。李时珍少年时期开始阅读一些医籍,曾跟随父亲诊病、帮抄药方。但当时医生社会地位低下,父亲要他走科举道路。李时珍14岁考中秀才,其后3次赴乡试均不第。23岁后,李时珍放弃科举而决心跟父亲学医。他白天跟父亲诊病看病,晚上在油灯下攻读医学著作。由于他刻苦钻研医理,吸取前人医疗经验加以发挥,同时对病人有高度的同情心,因此声誉卓著。

李时珍在行医过程中,发现以往的本草书存在着不少的错误、重复或遗漏,加上宋代以来,随着中外文化交流的频繁,外来药物不断地增加,但均未载入书中。李时珍深感药物关系到病家的健康和生命,认为很有必要在以前本草书籍的基础上进行修改和补充,于是他从34岁起开始着手整理工作。41岁时李时珍进入太医院并担任院判职务。他利用太医院良好的学习环境,阅读了大量医书,对经史百家、方志类书、稗官野史也都广泛参考。李时珍还仔细观察了国内及进口的贵重药材,对药物的形态、特性、产地都加以详细记录。过了一年左右,为了修改本草书,李时珍托病辞职。

李时珍是一个富有求实精神的医药学家。他向药农、樵夫、渔民、猎人等劳动群众请教,足迹几乎遍布湖北、湖南、江西、安徽、江苏等地的名川大山,行程不下万里。同时,他对某些药物还亲自栽培、试服,以取得正确的认识。经过27年辛勤努力,参阅了800多家书籍,并经过3次修改,李时珍终于在61岁(1578年)那年,编撰成《本草纲目》。后来他的学生、儿子、孙子又对书作了修改和补充,并促成了书的出版,从而使此书更加完整和精美。可以说,《本草纲目》是李时珍和他的子孙、学生在继承和总结以前本草学成就的基础上,结合长期学习、采访所积累的大量药学知识,经过实践和钻研,历时数十年而编成的一部巨著。

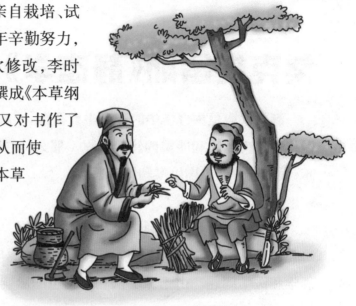

李时珍向山民请教⑤

　　在《本草纲目》中,李时珍采用以纲挈目的方法,将《神农本草经》以后历代本草的各种药物资料,重新进行剖析整理。全书共52卷,190多万字,载有药物1892种,收集医方11 096个,绘制精美插图1160幅,分为16部、60类,体例严谨,层次分明,重点突出,内容详备。书中纠正了过去本草学中的若干错误,综合了大量科学资料,提出了较科学的药物分类方法,融入先进的生物进化思想,并反映了丰富的临床实践。

　　《本草纲目》对16世纪以前我国药物学进行了相当全面的总结,是我国药学史上的重要里程碑,也是一部具有世界性影响的博物学著作。此书自1596年第一版刊行后,屡经再版,影响深远,并且很早就流传到朝鲜、日本等国,还先后被全译或节译为日文、韩文、拉丁文、英文、法文、德文等。

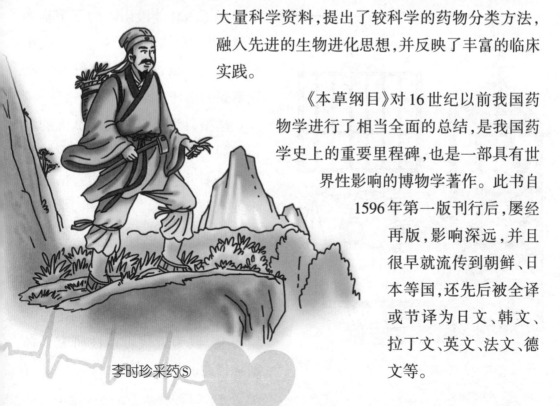

李时珍采药⑤

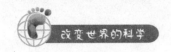

1614年
桑克托留斯《静态学》出版

新陈代谢是生理学中的一个重要概念，一般是指生物体与外界环境之间，以及生物体内物质和能量的转变过程。那么，新陈代谢能被"测量"到吗？16世纪末，桑克托留斯力图用实验给出答案。

桑克托留斯是意大利帕多瓦大学的教授，与当时同校的著名物理学家伽利略和解剖学家法布里修斯等人交往甚密，经常与他们一起讨论彼此感兴趣的物理学和医学问题。由于深受伽利略思想的影响，桑克托留斯首次将度量观念应用于医学研究之中。

桑克托留斯设计了一个超大型的天平秤，在秤盘上放一把椅子。在长达30年的实验生涯中，他的大部分时间都在秤盘上度过。他几乎每天坐在这把椅子上，仔细称量自身及所有的排泄物，定时记录饮食前后以及睡眠、休息、活动甚至患病期间体重的变化。他发现，人体排泄物的总量总是小于摄入量，认为这是察觉不到的出汗造成的。根据实验，他描述了人体体液出入的三个基本变量：食物与饮料为可见摄入，大小便为可见排出，不可见的损失即"察觉不到的出汗"。

这项科学研究需要多么大的耐心和毅力啊！几乎没有人愿意数十年如一日生活在天平秤上，枯燥乏味地重复着实验。1614年，桑克托留斯的研究著作《静态学》公布于世。此书后来一版再版，并译成多种文字传世。他的开创性的研究成果是对人体基础代谢最早的定量实验研究，成为近代可控性研究人体新陈代谢的先声。

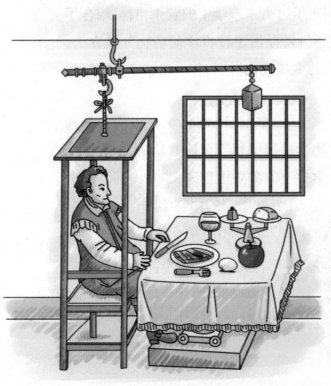

桑克托留斯在天平秤上度日 S

1629年
张伯伦发明产钳

　　十月怀胎，一朝分娩。在医学不发达的漫长岁月里，女性的分娩过程充满了危险和挑战。女性的盆骨小、胎儿的脑袋大，以及胎位的旋转等，都会造成难产，致使母亲和新生儿双双毙命。分娩过程是痛苦的，在基督的原旨教义中，把分娩的痛苦归结于对亚当、夏娃及其后代的惩罚。

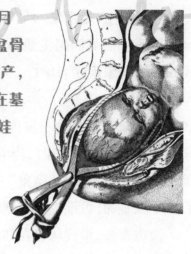

18世纪用产钳帮助分娩图Ⓦ

　　17世纪早期，英国医生张伯伦看到在分娩过程中，不少胎儿因头部迟迟不能娩出而夭折，有些产妇也因生产过程太长而死亡，就想制造一种工具来改变这种悲剧。

　　1629年，张伯伦终于制成了在分娩过程中能起到夹拉胎儿头部、协助胎儿娩出作用的产钳。它有两个扁平的叶片，稍稍弯曲，与胎儿的头型恰好吻合，当产钳的叶片被锁住后，可以轻柔而沉稳地牵引胎儿头部。一旦胎儿的头部露出后，身体的其他部位就容易顺势产出。

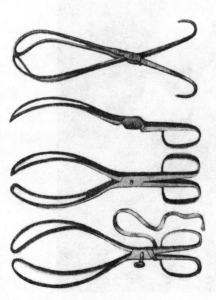

19世纪时的产钳Ⓦ

　　然而，当时张伯伦为了不让人知道产钳的秘密，在接生时，分娩中的妇女被蒙上眼睛，其家人禁止呆在室内，还让人不停地摇铃、敲木棒，以掩盖产钳发出的金属撞击声。张伯伦家族独享产钳的秘密达一个世纪之久，在很长时间内，他们家族在英国的产科医生中一直占据着权威地位。1692年英国女王安妮就是由这一家族的一名男医生接生的。直到1728年，张伯伦家族中最后一位成员死前的几年，才公开了这项家族秘密，产钳这一发明才逐渐被世人所知。

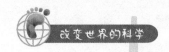
1639年
金鸡纳树皮传入欧洲

在历史上，疟疾是一个令人毛骨悚然的病魔，曾夺去了无数人的生命。古代马其顿声威赫赫的国王亚历山大大帝就是死于疟疾，英国声名远播的诗人拜伦据说也因身染疟疾而早亡。

自从航海家哥伦布发现了美洲大陆后，欧洲殖民者的炮舰开始源源不断地来到南美洲。16世纪时，当大批梦想发财的西班牙殖民者涌向那里的时候，遇到了他们意想不到的"魔鬼"——疟疾，这种流行于温带和热带地区的疾病，使成百上千人丧命，可谁也找不到对付它的良方妙法。

说也奇怪，世代居住在那里的印第安人却能有效地对付猖獗的疟疾，而且药到病除。原来，他们服用一种欧洲人不知其名的树木的皮。这种树，印第安人称之为"生命之树"，他们把树皮剥下来，晾干后研成粉末，用水调和，身患疟疾的病人喝了这种药水就能病愈。但是，由于尖锐的民族矛盾，印第安人不愿将这个秘密公开，并订了一条族规：谁泄露秘密，就处以死刑。就这样，这一治疗疟疾的奇效秘方一直隐藏了很久。

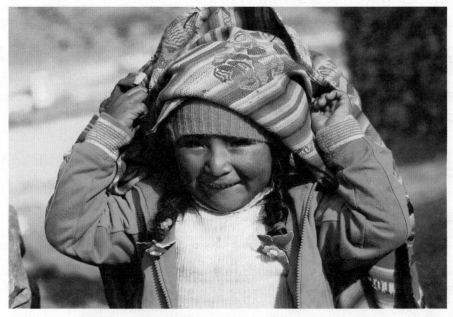

艾马拉女孩　艾马拉人是南美印第安人的一支。Ⓨ

1638年，西班牙的钦琼伯爵（Count of Chinchon）被派驻南美洲秘鲁担任总督，他偕同夫人一起来到了秘鲁首都利马。不久，伯爵夫人染上了疟疾，经多方治疗，仍不见效。夫人的女仆珠玛是位美丽善良的印第安少女，出于同情，她冒着生命危险采来了"生命之树"的树皮，给夫人煎服。夫人的病果然好了。为此，伯爵及其夫人与珠玛建立了深厚感情。第二年，"生命之树"被移植到西班牙，同时药方很快地传入欧洲。1742年，瑞典植物学家林奈把"生命之树"及与它相似的树归入一个属，命名为金鸡纳属（Cinchona），这个名字就来自钦琼伯爵夫人。目前在金鸡纳属中，有少数几个种用于提取治疗疟疾的药物。

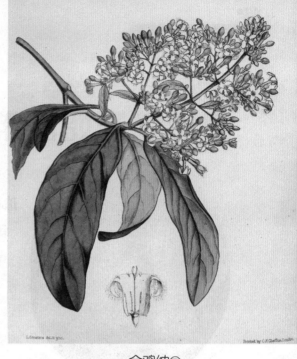

金鸡纳Ⓦ

1693年，清代皇帝康熙患疟疾，服御药无效。法国传教士洪若翰和葡萄牙传教士刘应等人便献上金鸡纳，康熙服用后很快就痊愈了，金鸡纳从此被尊奉为"圣药"。据说后来曹雪芹的祖父曹寅因患疟疾，曾请康熙帝赐给他金鸡纳。

虽然金鸡纳很早就开始用于治疗疟疾，但是直到19世纪，经过大量新兴的科学研究，金鸡纳才成为有现代科学根据的治疗药物。1820年，法国化学家佩尔蒂埃与卡文图首先从金鸡纳分离出有效成分奎宁（金鸡纳碱）。奎宁（quinine）这个名字，源自印第安语中对金鸡纳树树皮的称呼，意为"神圣的树皮"。1880年，法国医生莱佛兰发现了导致疟疾的罪魁祸首——疟原虫。而奎宁可以杀死疟原虫，治疗疟疾。

然而，1960年代后，疟原虫开始对常用的奎宁类药物产生耐药性，眼看疟疾病魔就要再度肆虐。屠呦呦等中国科学家从中医古文献中得到启发，提取出新抗疟药青蒿素，再度从疟疾手中抢救回无数生命。2015年，屠呦呦获诺贝尔生理学医学奖。

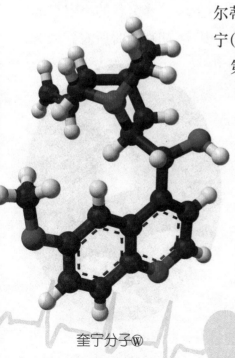

奎宁分子Ⓦ

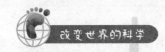

1665—1681年
显微镜开始应用于生物学医学研究

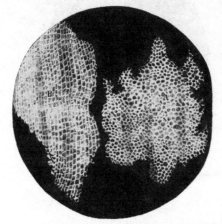

胡克看到的"细胞"Ⓦ

从16世纪末到17世纪初，深受当时盛行的玻璃研磨技术和精细加工技术的影响，显微镜和望远镜几乎同时被发明。

　　显微镜最早的发明者是谁至今难以定论，一般认为是荷兰的磨镜工詹森。一次偶然的机会，他把两片镜片装在一个筒子里，组装成一台水平很低的显微镜。詹森虽然是发明显微镜的第一人，但并没有发现显微镜的真正价值。显微镜的问世，掀起了观察和研究微小物体的热潮，人们把那些热衷于使用显微镜进行研究的学者统称为"显微镜学派"，享有"英国的双眼和双手"之誉的胡克便是其中的杰出代表。

　　1665年，胡克在自制的复式显微镜旁，专心地用锋利的削笔刀，从一小块清洁的软木上切下光滑的薄片。当他把切下的软木薄片放在显微镜下观察时，清楚地看到，这种软木薄片原来是由排列非常整齐，看上去像蜂窝状的小室组成。于是，他把这些小室叫做细胞（cell），意为"空室"。其实，胡克当时所看到的"细胞"，并不是活的细胞，而是软木组织中的一些死细胞留下的空腔，即没有生命的细胞壁。尽管如此，人们仍然认为胡克是世界上第一个发现细胞的人。

　　1661年，马尔皮基发表了通过显微镜研究生物体得到的最初成果，证实了毛细血管的存在。实际上他最早发现的是青蛙肺脏中的毛细血管，这一发现填补了哈维血液循环学说的空白。因为哈维虽然提出了血液循环理论，但他无法解释从心脏流出的动脉血如何转变成静脉血，只猜测有很细很细的小管子将动脉和静脉连接

马尔皮基Ⓦ

起来，完成循环。而马尔皮基观察到了这样的"小管子"即毛细血管，有力地支持了哈维的理论。马尔皮基还观察了舌头上的乳头状凸起、肠腺和肺泡。另外，他对皮肤、脾、肾的显微结构进行了详细的研究，他的其他一些发现，如皮肤的马尔皮基层（表皮生发层）、脾的马尔皮基体（脾淋巴滤泡）、肾的马尔皮基小体（肾小体），都是用他的名字命名的。

列文虎克是众所周知的荷兰一位显微镜研制者和业余生物学家，他一生中制作放大镜、显微镜达400架之多，放大率从50倍到270倍不等，观察了蚊、蝇、蛙、鸡冠、兔耳的皮肤、肌肉，动物和人的精子，污水中的微小生物等，并作了详细记录。1674年，他首次描述了红细胞，证明了血液不是无形的液体，而是由大量血细胞组成的。1683年，列文虎克

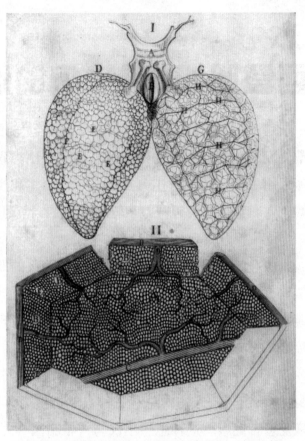

马尔皮基观察蛙的肺时看到的肺泡和毛细血管◎

用其自行磨制的单式显微镜观察了"小动物"（即细菌），并精确地描绘了它们的形状，分为球形、杆状与螺旋状三种。

显微镜的发明和利用，大大开阔了人类的视野，把人类的视觉由宏观引入到了微观，使人们对生物体的认识深入到了细胞水平。人们也随之发现了更多人体的奥秘，促进了医学的长足发展。

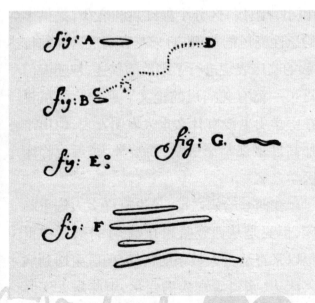

列文虎克观察到的"小动物"Ⓨ

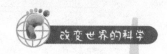

1666年
西登哈姆《对热病的治疗法》出版

17世纪时虽然生理学、解剖学取得了长足进步，但是大部分临床医生仍是些江湖医生，迷信、符咒等一些肤浅的疗法被理发匠、屠夫等没有医学知识的人所采用。而真正的医生大多热衷于解剖学和生理学研究，似乎忘记了身为医生的主要职责。首先呼吁改变这种状况的，是英国临床医生西登哈姆。

西登哈姆提出："与医生最有直接关系的既非解剖学之实习，也非生理学之实验，乃是被疾病困扰的患者。故医生的任务首先是正确探明痛苦的本质，也就是应多观察患者的情况，然后再研究解剖学、生理学等知识，以导出疾病之解释和疗法。"

1666年，西登哈姆《对热病的治疗法》一书出版，其中指出，无论致病因素对身体多么有害，人体内总有一种自然抵抗力，可以将这种致病因素驱逐体外，以恢复患者健康。这种思想不仅与古希腊医学之父希波克拉底提出的"自然疗能"的说法相吻合，也反映出西登哈姆重视人体本身的抗病能力。1676年，他发表了《关于急性疾病的发生及其治疗的观察》，这本书记录了15年来流行病的发生情况和详细的治疗经过，提倡根据不同的症状将疾病分类治疗的观点。他描述了风湿热和小舞蹈病，区分了猩红热和麻疹，提供了典型的急性痛风的病例，对天花和痢疾这样的传染病的临床表现进行了细致的描述，他还专门写了一篇有关痛风的论文。西登哈姆虽说在医学史上没有什么重大发明发现，但由于他高度重视临床医学，而被誉为"近代临床医学之父"。

在西登哈姆之前，虽也有许多人侧重临床，但只是从西登哈姆开始，才打破了中世纪以来遵从古人教条的格局，使医生回到病人床边，亲自观察疾病变化，解除病人实际病痛，重新确立医生的职业尊严。

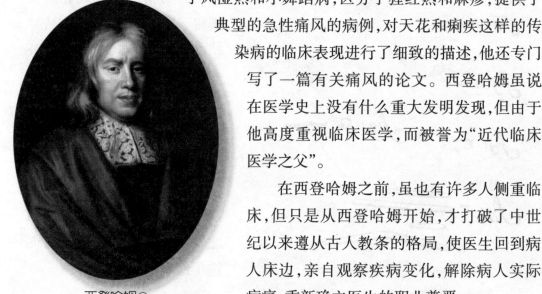

西登哈姆Ⓦ

1700 年
拉马齐尼《论手工业者的疾病》出版

"职业病"这个词常用来描述某种行业的从业人员易患的疾病。17、18世纪，欧洲的许多国家相继进行了产业革命，使手工工场逐渐向大机器工业转变，社会生产力获得了提高，然而，广大工人的生产和生活条件十分恶劣，缺乏必要的劳动保护措施，出现了许多职业病。最早注意到职业与疾病的关系，并开展专门研究的人，就是意大利著名的职业病学家拉马齐尼。

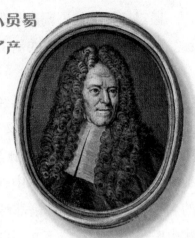

拉马齐尼Ⓦ

那时，在工厂里从事劳动的工人日渐增多，许多相关的疾病在职业工人中蔓延开来。拉马齐尼深入到各地进行调查访问，观察研究了各种行业工人的工作和健康状况，获得了一些职业病的丰富原始资料，经过悉心研究，终于在1700年用拉丁文写成了《论手工业者的疾病》一书，揭示了各种职业环境导致职业病的过程。书中所谓的"手工业者"包括矿工、陶工、漆工、石匠、铁匠、饰匠、农夫、渔民、猎人、医生、助产士、药剂师、画家、士兵、学者等52种不同职业者。

拉马齐尼要求医生给病人检查身体前，应先询问他的职业和所处的环境。他介绍了职业病的内涵、致病原因、治疗方案等。他已注意到金属对人体的影响，报道了排字工人因铅中毒所产生的疾病，以及水银软膏对人体有危害作用等，并提供了个人防护方法，如洗澡、勤换衣服，工作要有正确姿势，要做体操，在灰尘多的行业工作要掩口鼻等。这些都是医学和卫生学中最早的记载。

《论手工业者的疾病》是医学史上第一部职业病专著，曾先后多次再版、转译，书中所提出的主要原则迄今仍被奉为工业卫生的经典。

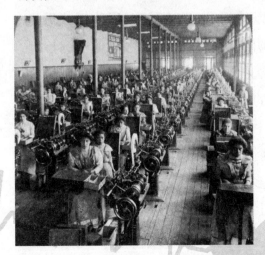

19世纪初在工场里劳作的妇女Ⓦ

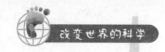

1707年
弗洛耶《医生诊脉表》出版

通过接触人体不同部位的脉搏,以体察脉象变化的切诊方法,称为切脉、脉诊。脉诊在我国有悠久的历史,它是我国古代医学家长期医疗实践的经验总结。

我国古代脉学很早就已经传到国外。隋唐时期,《内经》、《脉经》等书已经传到附近国家如日本等,以后又传到阿拉伯。古代阿拉伯名医阿维森纳的巨著《医典》中的脉学,明显受我国脉学影响。14世纪,脉学传到波斯,当时波斯的一部载有中国医药的百科全书中,就包括脉学,并且特别引述了《脉经》的作者王叔和的名字。1643年,波兰籍耶稣会传教士卜弥格赴华传教,他在华期间选择了一些中医药知识译成拉丁文,其中《医钥和中国脉理》一书就是根据《脉经》翻译的,书中附有铜版,描述了我国脉法。卜弥格的译著在欧洲影响较大。

英国医学家弗洛耶受《脉经》的影响而研究脉学,他将卜弥格的《医钥和中国脉理》一书中的脉学内容转译成英文,连同自己的医学成果合著成《医生诊脉表》一书,于1707年在伦敦出版。该书的第三篇专述了中医脉学,并根据中医脉学理论,绘制了精确地走一分钟的表图,以用来测定一定时间内的脉搏跳动次数,发明了最早的脉搏计数表。弗洛耶以他的《医生诊脉表》成为近代最早发明和研究用表来计数脉搏作为诊断方法的医学家。他自己认为对脉和呼吸的研究是受中医脉学的启发,从此了解中国脉学的人数日渐增多。17世纪以后,西方译述我国古代脉学著作达10多种。直到今天,脉搏次数也是临床上诊断病人的一项重要指标。

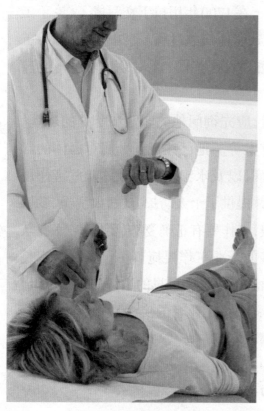

医生为患者测量脉搏⑦

1708 年
布尔哈夫《疾病的诊断和治疗箴言》出版

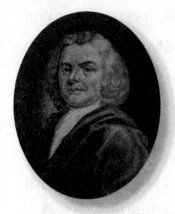

布尔哈夫Ⓦ

1699年以前，系统的医学教育在欧洲尚未建立，也未曾出现过有组织的临床教学。医学生到医学院学习，只是阅读书本知识，考试合格就可毕业。17世纪中叶，荷兰莱顿大学开始实行临床教学。到18世纪，临床教学开始兴盛，莱顿大学在医院中设立教学床位。布尔哈夫成为当时欧洲最著名的临床医学家。

1701年，布尔哈夫成为莱顿大学医学院教授。在那里，他首先改变了医学传统教学方法，成为临床医学教学的奠基人。布尔哈夫的主要成就是指明了症状与病变的关系，他充分利用病床教学，在做病理解剖之前，尽量给学生提供临床症状与病理变化的关系。他每天都与学生一起巡查病房，注意每一个病人的病情，与病人进行交谈，测量体温。有病人死去时，他便带领学生去做尸体解剖。1708年，布尔哈夫《疾病的诊断和治疗箴言》出版，使重视临床的风气在欧洲重新得到确立。

布尔哈夫虽然接受了由物理医学家和化学医学家阐述的一些理论，但是他的基本思想仍是以希波克拉底学说为主，并直接影响到他的教学。布尔哈夫认为，医学的目的是为了治愈疾病，医生应守候在病人床边，而把所有的学院派的先入之见抛在一边，冷静地由自己去分析判断。

布尔哈夫的教学方法大大提升了莱顿大学医学院的名气，许多欧洲亲王都向其输送学生，彼得大帝1715年去荷兰时，也听了布尔哈夫的授课。布尔哈夫的声望遍及世界，据说有位中国清朝官员曾给他寄了一封信，信封上只写了"给欧洲的布尔哈夫"，这封信竟然被顺利地递送到了莱顿大学医学院。

直到今日，荷兰医学依然保留着布尔哈夫以来的实用性风格，即考虑对病床上病人的关照。

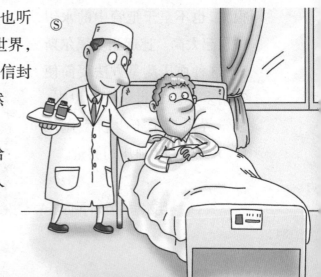

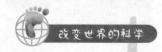
1711年
黑尔斯测量动物血压

如今对人体的健康检查中,测量血压是重要项目之一。但临床上正式应用血压计来测量血压,迄今不过100多年的历史。据记载,最早开展实验的是英国一位担任牧师的生理学家黑尔斯。

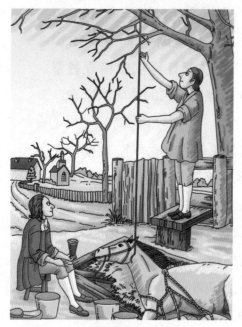

黑尔斯测量马血压⑤

1711年,年轻的黑尔斯进行了一项划时代的生理学实验:直接测量动物血压。他把一匹白色老母马绑缚在一扇大门板上,首先分离出白马的颈动脉,再用活结结扎颈动脉,然后将一根铜管沿心脏方向插入颈动脉,并将铜管的另一端与一根标有刻度的玻璃管相连接,使玻璃管与地面保持垂直。松开颈动脉上的活结,玻璃管内瞬间就有血液喷出,血液的液面对应于玻璃管的刻度就是白马的颈动脉血压。黑尔斯首次测得的马的颈动脉血压为2.44米高。黑尔斯还用同样的方法测量了马的静脉血压。

不过,这种测血压的方法当然不能用在人身上。100多年后,有位法国医生发明了一个血压计,不用切开血管,只把皮肤表面的脉搏搏动传递给装在玻璃窄管中的水银。水银柱升起的高度,代表血压的高低。由于水银的密度是水的13.6倍,即使玻璃管内的压力很大,也不至于把管中的水银柱顶起太高。比起当年黑尔斯来,这种血压测量方法要简便实用多了。20世纪中叶以来,医学界出现了不少新型血压计,大大便利了血压的测量。

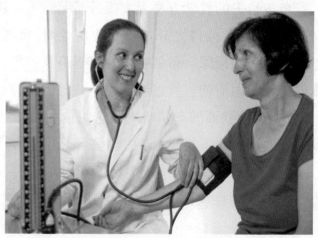

用水银血压计量血压Ⓨ

1757 年

哈勒《人体生理学纲要》首卷出版

从前，人们对神经生理学的研究只限于罗列简单的现象，并且还笼罩着浓厚的迷信色彩，直到瑞士医学家、生理学家哈勒进行了严谨而科学的研究，才纠正了许多不正确的观念。

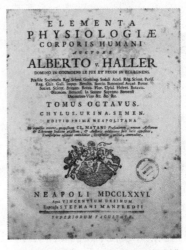

1775年版《人体生理学纲要》
扉页Ⓦ

哈勒曾师从著名医学家布尔哈夫。他不断积累行医经验，被新建的格丁根大学聘为解剖学、生物学和医学教授，还与当时数百位科学家建立通信联系，对他通晓各学科的历史和进展相当有益。

从1757年开始，哈勒花了整整10年时间，撰写成八卷本的《人体生理学纲要》。这部具有百科全书性质的著作概括了当时生理学几乎各个分支的主要成就，被认为是医学史上具有划时代意义的名著。哈勒在书中细致描述了人体所有已知的器官，并解释了很多器官的生理功能。哈勒认识到呼吸机制和心脏有维持血液循环的功能，发现了胆汁在消化系统中的作用，对胚胎发育作了独特性的描述。研究神经系统时，哈勒发现组织本身没有感觉能力，所有神经皆集中于脑。通过毁坏或刺激神经和脑的不同部位，他证实了脑是神经中枢，是意识和运动的支配者。他对神经肌肉活动的完整的科学描述为现代神经病学的发展奠定了基础。

虽然哈勒有些观点存在着局限性，但是已包含有近代生理学的思想特征，有承前启后的作用，他也因此被尊称为"近代生理学之父"。

哈勒一生撰写了大量著作，估计不下1200部。其中医学、解剖学等学科的纲要集中概述了他之前的医学进展，迄今仍然是医学史上的珍贵文献。此外，还有传记、诗集、历史小说等，涉及领域十分广泛。

哈勒Ⓦ

85

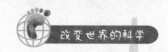

1761年

奥恩布鲁格发明叩诊法

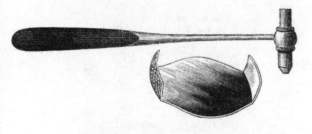

叩诊用的器具　木质的板子(下)放在病人身上,燧石做的锤子(上)用来叩击。Ⓦ

进入18世纪,医学知识虽然远比以前进步,但诊断方法进展缓慢。直到18世纪后半叶,诊断学上才出现了叩诊法。

叩诊法是医生用手指叩击病人身体表面某一部位,被叩击部位的组织或器官因致密度、弹性、含气量、积液量等不同而产生不同的震动和音响,根据震动和音响的特点来判断脏器的病因。这个简单有效的诊断方法是奥地利医生奥恩布鲁格发明的。

奥恩布鲁格小时候在父亲的酒店里当学徒时看到,父亲每次取酒都要先用手指头敲敲酒桶,根据酒桶发出声音的差别,大体判定木桶中的酒还剩多少。这种简单的叩击既方便,又可以防止因常打开桶盖而使酒挥发,对此他一直记忆犹新。受器官分类和寻找"病灶"思想的影响,奥恩布鲁格开始研究叩击的声音与疾病的关系,最终发现叩击胸部得到的不同声音说明胸部有不同的病灶。

1761年,经过7年精心的观察、分析、研究,奥恩布鲁格终于写成《新的诊断方法》一书,他把自己发明的新的诊断方法称为"叩诊法"。书中总结了正常胸部的叩诊音与各种疾患如肺气肿、胸腔积液、心包积液、主动脉瘤、肺癌损伤等的叩诊音,详细介绍了叩诊技术。

遗憾的是,奥恩布鲁格的这项发明长期默默无闻。一些保守的医生不愿采用这种新的诊断方法,甚至讥讽说:敲敲打打就能知道什么病,简直是儿戏,荒唐! 直到1808年,奥恩布鲁格去世前一年,拿破仑的御医高尔维沙重新发现了奥恩布鲁格的著作,并将其译成法文,才使世人认识到叩诊法的价值。这种方法沿用至今,已成为临床医生的基本功之一。

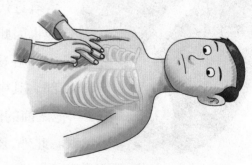

用手叩诊Ⓢ

1761年
莫尔加尼建立病理解剖学

在人类探索和认识自身疾病过程中,疑问贯穿历史:病人患的是什么病?疾病因何而生,从何而来?疾病会发展成什么症状,造成什么样的结果?病理学就是在这些问题中应运而生,它的创建者是意大利医学家、被誉为"病理学之父"的莫尔加尼。

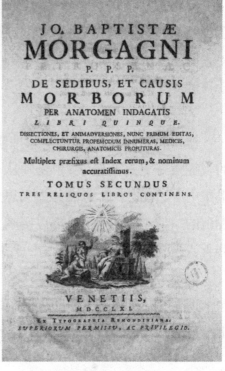

《疾病的位置和原因》扉页Ⓦ

莫尔加尼1682年生于意大利的弗利,早年在波洛尼亚大学攻读医学,他毕业时便毅然确立了自己的研究方向:"与其搞健康组织的解剖,不如搞有病组织的解剖。"在30岁这年,莫尔加尼成了帕多瓦大学的解剖学教授。

莫尔加尼善于进行解剖观察,重视显微镜的应用,他记录了尿道内腺体、气管内腺体等重要发现。他经过多年间对600多例尸体解剖的观察,将病例的临床表现、死亡原因和尸体解剖发现进行了系统深入的比较、整理和研究,以充分的事实证明:疾病症状与器官病变有密切关系,如果认为疾病的位置是在某个或某些器官上,那么,通过观察器官上解剖学的变化,就可以判定疾病的性质和症状产生的原因。从此,"病灶"的观念确立了。

1761年,莫尔加尼发表了他一生中最重要的著作——《疾病的位置和原因》,该书成为病理解剖学的奠基石。莫尔加尼创立的器官病理学在基础医学与临床医学之间架起了桥梁,为认识疾病的本质开辟了一条新路。

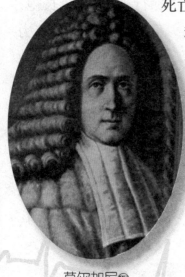

莫尔加尼Ⓦ

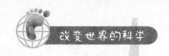

1778年
梅斯梅尔发明催眠术

催眠术是指运用暗示等手段使病人不知不觉进入特殊的、半梦半醒的意识恍惚状态,从而使被催眠者减弱或丧失自主判断、自主意愿行动,感觉和知觉发生歪曲甚至丧失,从而产生奇特的效应。最早发明应用催眠术的是奥地利人梅斯梅尔。

梅斯梅尔早年修习哲学和神学,1759年赴维也纳学习法学,最终发现自己的兴趣爱好更近于医学,于是师从著名医学家斯维登。梅斯梅尔虽然生活在18世纪中叶,却是中世纪神秘主义思想的忠实信徒,在他看来,行星的运行及其所发出的"神秘流"或磁力,可以影响人体所有的组织及其生理病理活动。他后来甚至认为,施术者体内发出的一种神秘的"动物磁力"能治疗疾病。

1778年,梅斯梅尔移居巴黎。他在巴黎创设了一种治疗方法:用橡木制成一个大盆槽,内盛化学物品(如稀硫酸)或铁屑等物,盆顶部自里向外贯穿铁棒,上端弯曲以便病人手握。所有人环坐盆槽周围,相互间以手相携。治疗室内四面有镜,光线半明半暗,并有音乐伴奏。梅斯梅尔出场时缓步徐行,身穿紫色长袍,手执"魔棒"(磁力棒),俨然魔术师。他以手触摸一人,通磁于另一人,注视于第三人。据说,病人在这一神秘的环境中出现种种感应现象,甚至所患的各种疾病从

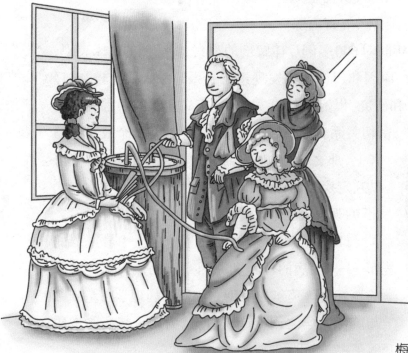

梅斯梅尔"治疗"病人Ⓢ

失眠、头疼、抑郁症到瘫痪等的症状一下子全都减轻，甚至当场痊愈。梅斯梅尔的名字在巴黎不胫而走，尽管他收费不菲，可求医者依然纷至沓来。同年，梅斯梅尔致函科学院，积极鼓吹“动物磁力说”。但当时科学界包括他的老师在内，根本不相信，说他是一个江湖骗子。

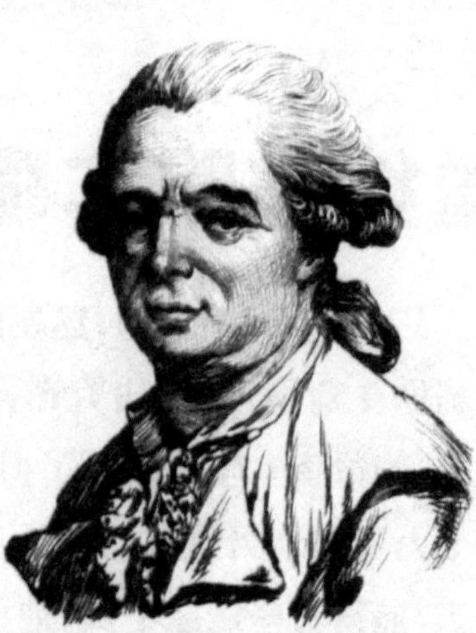

梅斯梅尔Ⓦ

有趣的是，梅斯梅尔为了证明自己的疗法，托关系找门路，说服国王成立了一个特别委员会，专门调查他的医术是否属实。该委员会由一流的医生和学者组成，其中包括大化学家拉瓦锡和美国大使富兰克林。委员会的调查取证秘密地进行，他们找来一些受试者，告诉他们将隔着一扇关闭的门对他们进行磁疗，而实际上并没有。结果，这些受哄骗的受试者都说自己感到了磁疗。委员会向国王报告说，磁疗的效果只是“想象”而已。自此以后，梅斯梅尔疗法声名狼藉，在半个多世纪里，人们一直将它视作一种“准魔术”。

真正把梅斯梅尔疗法引入科学轨道的是英国医生布雷德。布雷德开始并不相信梅斯梅尔疗法，但在一次实验中，他发现其中确实存在一种奇异的现象，如受试者无法张开其眼睛；以针刺受试者的手指，受试者也没有痛觉；强启受试者的眼睑，发现其瞳孔缩成了一个小点，等等。对此，布雷德展开了一系列的研究，最后揭示出“暗示”才是梅斯梅尔疗法的“魔力”之源。也就是说，病人在心理上接受“暗示”，进入一种被动的、类睡眠状态，即被“催眠”，从而可以治疗某些疾病。梅斯梅尔虽然弄错了这种疗法的原理，但催眠的现象和效果确实是存在的。布雷德最终也接受了“催眠术”这个词，其英文hypnotism来自希腊神话中睡眠之神Hypnos。此后，催眠术作为一种心理学技术，逐渐得到医学界的认可。

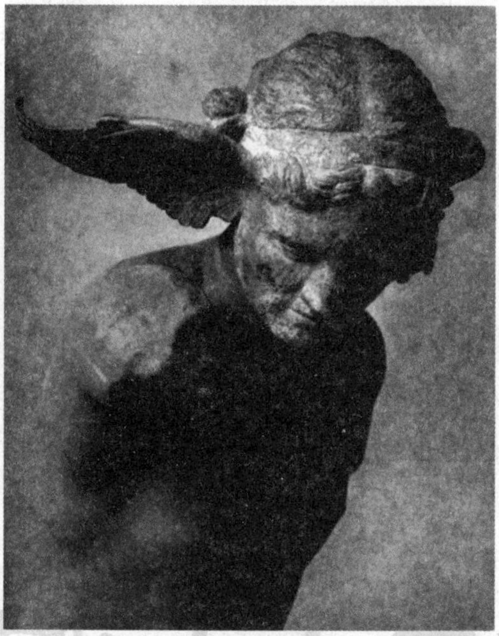

睡眠之神Ⓦ

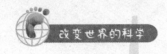

1796年

詹纳发明牛痘接种术

1796年5月14日,这是医学史上一个值得纪念的日子。这天一大早,英国乡村医生詹纳(他因研究布谷鸟"鸠占鹊巢"的行为于1788年被选为皇家学会会员)的候诊室里就聚集了很多好奇的人。屋子中央放着一张椅子,上面坐着一个七八岁的小男孩,这是他园丁的儿子,名叫菲浦斯。詹纳则在小男孩身边走来走去,显得有些焦急不安,他正在等着一个人的到来。

不一会儿,一名年轻女子匆匆赶来,只见她手上缠着纱布。她就是挤奶工尼姆斯。几天前,她从奶牛身上感染了天花,手上长起了一个小脓疱,詹纳所等的人正是她。今天,詹纳要大胆地实施一个多年来日思夜想的计划:把反应轻微的牛痘接种到一个健康人的身上以预防天花。

詹纳小心翼翼地用一把小刀,在菲浦斯左臂上轻轻地划出一条小口子,然后从尼姆斯手上的痘痂里取出一点点淡黄色的脓浆,接种到菲浦斯划破皮肤的地方。三天后,菲浦斯手臂接种处出现了小脓疱。第七天,腋下淋巴结肿大。第九天,轻度发热,菲浦斯略感周身不适。不久局部结痂,留下小瘢痕。接种后第七周,詹纳再给菲浦斯接种天花患者的脓液,看看他是否已经具备对天花的免疫力。那些日子,詹纳真是度日如年,如坐针毡。他担心菲浦斯会真的感染上天花,那样的话后果将不堪设想。几周过去了,菲浦斯安然无恙,证明他对天花确实已经产生了免疫力。这是世界上首例人体接种牛痘的成功实验。

接着,詹纳继续改进接种材料来源。詹纳的首例牛痘接种,接种材料是取自牛痘自然感染者,以后取自患牛,最后改用牛痘接

詹纳给一个孩子接种牛痘Ⓨ

种者的痘痂。经数十例观察，都取得同样的免疫效果。

詹纳是一个谨慎和负责的人，他没有立即公布这一发现。又经过多次观察和大量实验后，更多事实证明，牛痘确能预防天花。1797年，詹纳将研究结果写成论文呈递给英国皇家学会。可是，一些自以为博学而傲慢

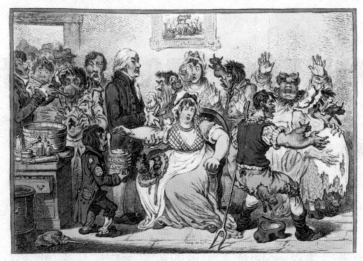

关于牛痘接种的漫画　画中人们接种牛痘后会在身体不同部位长出牛的器官，反映了当初人们对牛痘接种术的不了解和恐惧。Ⓦ

的"大人物"对一位"乡村医生"的发明嗤之以鼻，拒绝发表詹纳的论文。一些著名学者从伦理角度也对詹纳的牛痘接种术提出异议，如德国哲学家康德就曾担心，接种牛痘的人会和动物处于同样的地位，并且保持动物粗野的特性。但是，詹纳并不因此退缩，他继续为孩童们接种牛痘，而且一次又一次地获得了成功。

19世纪初，牛痘接种术已经传播到欧洲大多数国家。1803年2月17日，以消灭天花为目的的皇家詹纳学会成立，并得到英国皇室的丰厚资助，詹纳被任命为该学会的主席。1823年2月3日，詹纳因卒中去世。他在遗言中说："我没有创造奇迹，是大家给予我太多的荣誉。我是上帝赐给人类的礼物。"

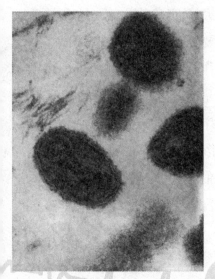

电子显微镜下的天花病毒①

詹纳的牛痘接种术最终拯救了千百万人的生命，开辟了人工自动免疫法预防和根除传染病的有效途径。世界卫生组织从1967年起采用恰当的流行病学策略，以牛痘接种术为武器，开展根除天花的全球行动。历经10余年不懈努力，终于使1977年10月在索马里发生的天花感染成为全球最后一例自然发生的病例，实现了詹纳在1801年的预言："毋庸置疑，要消灭天花这一人类的恐怖瘟神，有赖于牛痘接种术实践的最后结局。"

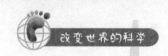
18世纪末 发现氧化亚氮的麻醉作用

外科学的发展与麻醉剂的发明有着密切的关系。西方外科手术中第一种麻醉方法是使用氧化亚氮。

最早发现氧化亚氮具有麻醉作用的是英国化学家戴维。戴维小时候是个淘气贪玩的学生。从17岁开始,他变得很用功,自学了语文、历史、地理、几何学等20来门课程,还阅读了大量的哲学著作。后来,他又对医士们配制药剂时物质发生的各种变化现象产生了浓厚兴趣,经常一个人偷偷躲进顶楼,用碗、杯、碟等作器具,学做实验。虽然常因实验中惹出的麻烦遭家人训斥,但他对化学实验的兴趣和爱好丝毫没有受到影响。

有一次,戴维加热干燥的硝酸铵,竟然冒出一种稀奇古怪的气体,使他禁不住地哈哈大笑起来,甚至不受控制地在实验室里手舞足蹈。这种气体后来被人们称为"笑气"。不久,戴维的一颗牙齿坏了,便请来了一名牙科医生拔牙。坏牙拔掉后,疼痛难忍,戴维突然想到那古怪的笑气,便连忙去吸了几口,结果情不自禁地大笑起来。在一阵狂笑声中,痛苦立即减轻了,笑完之后,牙也不痛了。看来笑气不仅使人狂笑,而且还具有一定的麻醉作用。

笑气用于拔牙⑤

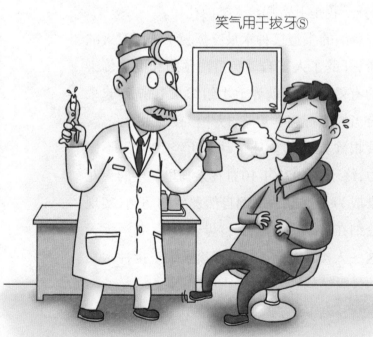

1798年,戴维担任了气体医疗研究所实验室主任,这个研究所主要是研究气体对人体产生的生理作用,并搞清楚哪些气体对人体是有害的,哪些是可以应用于医疗的。他研究的第一种气体就是俗称"笑气"的氧化亚氮。当时人们对这种气体有不同的看法,有的人认为它是一种有害气体,人吸入这种气体可能会受到致命的伤害。戴维经过反复试验,发现氧化亚氮对人体并无危害。他还出版专著,论述氧化亚氮的麻醉作用,并指出它是有史以来最好的麻醉剂。戴维在给朋友的一封信中,叙述了他吸入氧化亚氮之后的快乐感。可惜的是,他的发现当时并没有得到英国人的重视。

由于笑气可以引发难以控制的狂笑,美国人把这种气体用于杂技等娱乐活动中。在美国的乡村和小镇,经常出现一些卖艺人,他们手推着装有笑气袋的小车,到各个村镇巡回表演,得到了不少酬金。英国科学家的一项发现,意想不到地给美国的民间艺人找到一条生财之道。在美国的年轻人中,更有利用笑气组织晚会的,这种"笑气晚会"成了不折不扣的狂欢会。

1844年,美国牙医韦尔斯将氧化亚氮用于无痛拔牙手术获得成功。但是,后来在一次公开表演中,由于麻醉剂不足,病人在拔牙手术过程中大喊大叫,手术最终失败了。一时间,嘲笑声四起,人们把韦尔斯当作骗子,赶出了医院。为此韦尔斯很是气愤,但并没有气馁。以后他又选择他的学生、同时也是一位牙医的里格斯为实验对象,为他实施了氧化亚氮麻醉拔牙。手术很成功,充分证明了氧化亚氮的麻醉效果。此后,韦尔斯积极推广氧化亚氮麻醉术,一生致力于为病人实施无痛拔牙。

笑气用于娱乐表演Ⓢ

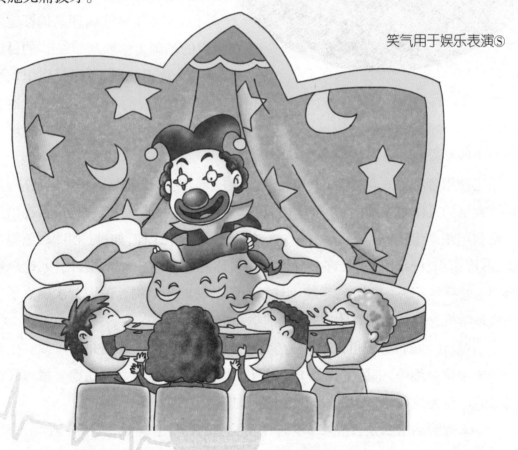

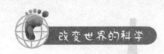
1800年
比沙首创"组织"一词

组织(tissue)是指在多细胞生物体内,由许多形态和功能相同的细胞和细胞间质共同组合成的基本结构。不同的组织构成器官,众多组织和器官组成生命个体。最早提出"组织"这个词的,是法国病理学家比沙。

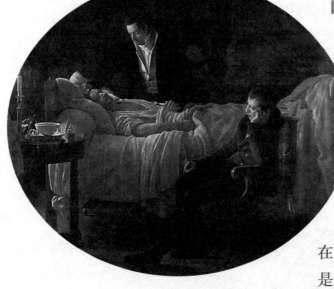

比沙之死⑪

虽然当时显微镜还比较落后,看不清细微的结构,但通过大量尸体解剖和显微镜观察,比沙首创了"组织"这一名词,建立了组织学。他发现,组织可以被视为生命的基本单位,人体正常或病理结构都建立在组织的基础上。疾病"攻击"的目标是组织,人体得病时,可以是组织发生相应的病理改变,而不一定是整个器官或整个人体发病。直到今天,组织的病理学检测仍然是诊断的重要依据。

比沙用各种方式包括解剖、腐化、干燥、浸解、煮沸及进行一些化学反应,分析了大量的人体组织结构,并通过相关的动物实验进一步深入观察分析,提出了一系列组织学上的基本概念。他将人体组织共分成21种,如神经组织、细胞组织、淋巴组织、纤维组织等,许多分类法和名称延用至今。1800年,比沙《论一般组织与特殊组织》一书出版,系统阐述了组织的功能与结构。他因首次确立了组织病理学概念而被后辈尊为"描述解剖学和组织学之父"。

不过,比沙的"组织可以被视为生命的基本单位"这一观点并不正确。生命的基本单位是细胞,细胞学说是1938年德国植物学家施莱登和动物学家施旺提出来的。但无论如何,"组织"概念是通向细胞学说的重要一步。

令人扼腕痛惜的是,比沙31岁时在实验室的楼梯上猝死,英年早逝。

1801 年
皮内尔改革精神病治疗方法

在中世纪欧洲,精神病被认为是魔鬼附身或罪恶所致,精神病患者被视为异教徒或女巫。人们将精神病人用布条、绳子或铁链绑起,关在阴暗、潮湿、不通风、卫生条件不堪入目的地方。德国有一家精神病院,甚至让病人住在爬满蛇的地牢中,相信这种恐吓的方式能够把病人从疯狂中唤醒。最先倡导以人道主义态度对待精神病患者、改革精神病治疗方法的,是法国医生皮内尔。

皮内尔生于法国南部塔恩的一个乡村家庭,父亲为理发师兼外科医生,母亲的家族也出过不少名医。皮内尔早年学习过哲学和神学,1770年转而学医,1778年来到巴黎,开始对精神病学产生了浓厚兴趣。起因是皮内尔有位好友是精神病患者,有一次病情发作逃离精神病院,最后自杀。这位朋友的死使皮内尔震惊,他认为这是由于医院的管理不善而造成的悲剧,同时他也决心献身于精神病学的研究。他搜集了大量精神病人的资料,并开始发表应人性化地对待精神病人的观点。1801年,他在塞普利泰医院开展了著名的精神病院改革。

皮内尔断然否定精神病是魔鬼附体或罪恶所致,他指出,精神病是由于情绪障碍所致,遗传或"个体敏感"也是发病因素。虽然在精神病分类方面他还遵循传统的分类方法(躁狂、抑郁、癫狂和痴愚),但是他将躁狂症从谵妄中分出,认为患者的智能未受影响,并认识到周期性躁狂与抑郁之间的关系,指出抑郁症病人往往有自杀倾向。

最重要的是,皮内尔积极倡导:应把精神病患者看作是精神上有疾病的人,对待他们应与对待身体上有疾病的人一样,不应抱任何歧视的态度。他竭力呼吁:在保证社会治安的前提下,努力改善

中世纪时残忍的治疗方法⑤

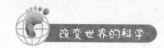
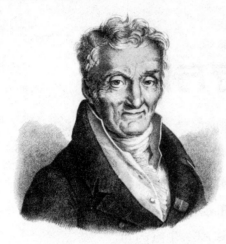

皮内尔Ⓦ

精神病患者的不良待遇。他首先解除患者的锁链,使他们没有束缚,然后将他们安置在卫生条件较好的地方,在可能的情况下,还安排轻松的工作,再辅以精神疗法及缓和的药物。皮内尔所实施的一系列措施,大大改进了精神病疗法,使他成为现代精神病学的奠基人之一。

虽然皮内尔所提倡的人道对待精神病人的改革运动直到他去世时还没有从巴黎推行到全国,但它确立了精神病的科学概念。后来,皮内尔的学生埃斯基洛继承了老师的事业,继续推动改革,在法国各地兴建了10所新的精神病院。1838年,法国颁布了世界上第一部《精神卫生法》,许多国家和地区也纷纷效仿,把精神病人从地牢里解放出来,让他们生活在人性化的精神病院。这就是世界精神卫生运动的开端。

随着医学和其他自然科学的发展,人们发现,不少精神病其实是有物质基础的,也就是说,是因为大脑受到损伤,或者脑中某些化学物质过多或过少。因此,某些精神病也像身体的其他疾病一样,可以通过服用药物来治疗,例如,氟西汀(百忧解)就是常用的治疗抑郁症的药物。

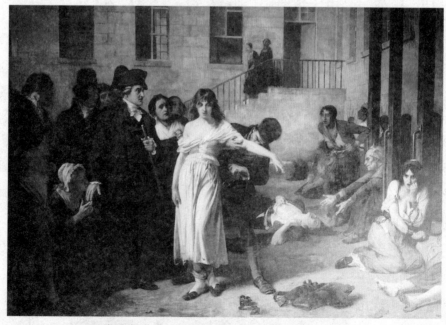

皮内尔指示把铁链从疯女人身上撤下来Ⓦ

1816 年

拉埃内克发明听诊器

听诊器是西医诊断疾病的重要辅助工具,也是表明医生身份的一种标志。你可知道,听诊器的发明源自法国医生拉埃内克在一次和孩子们玩游戏时所受到的启发。

1804 年,拉埃内克从医学院毕业后一直从医不辍,临床诊断方面积累了丰富的经验。可是,在治病救人的职业生涯中,有一件事时常让他伤透脑筋,那就是在对心肺部位患有疾病的病人检查时,只能一边用耳朵直接贴附在病人的胸部,一边用双手来摇

拉埃内克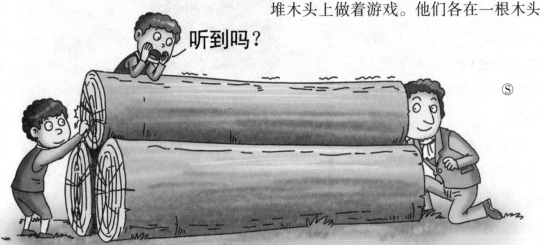

动病人的身体,借此判断病情。这种诊断方法缺陷很多,比如遇到肥胖的病人就失灵了,病人体内过多的脂肪会影响听诊,甚至造成误诊。更糟糕的是,患有心脏病的患者,经过医生双手摇动这么一折腾,也许还会有生命危险。

一天,一位年轻肥胖的女心脏病人走进了拉埃内克诊所,拉埃内克意识到自己不能用耳朵直接贴在她的胸部听诊。正在万般无奈之际,拉埃内克忽然想起了一次他在公园里和孩子们一起玩游戏的情景。

那天,拉埃内克到医院附近的一个小公园里散步,呼吸一下新鲜空气。走着走着,他被公园里一群男孩的嬉闹声吸引住了。走近一看,原来孩子们正在一堆木头上做着游戏。他们各在一根木头

听到吗?

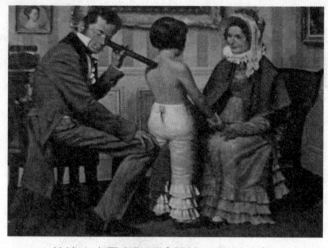

拉埃内克用自制听诊器给小患者听诊⑩

的两端，一个孩子在一端用手敲击木头，另一端的孩子将耳朵贴在木头上听声音，不时地叫喊着："听到了，听到了！"

拉埃内克兴致勃勃地问："孩子们，让我也来听听好吗？"孩子们愉快地答应了。拉埃内克把耳朵贴着木头的一端，认真地听孩子们用手敲击木头的声音。"听到了吗？先生。"孩子们问。"听到了，听到了！"拉埃内克像孩子一样回答。

回想到这里，拉埃内克茅塞顿开。他随手取了几张信纸，卷成一个圆筒状，把圆筒的一端放在那位女病人的胸口，自己将耳朵贴在另一端，听到的呼吸音十分清晰，心跳音也很清楚。拉埃内克的嘴角露出了一丝满意的微笑。

当然，一个纸做的圆筒毕竟太粗糙了，拉埃内克决心对纸筒加以改进。1816年，他找人专门制作了一根长30厘米、口径0.5厘米的空心木管。为了便于携带，管子中部有螺纹，可合可分。因为它的样子看上去有点儿像笛子，所以被称为"医生的笛子"，拉埃内克则将之命名为"听诊器"。

之后，拉埃内克又制造了几种不同类型的听诊器并在临床上应用。积多年的研究结果，拉埃内克终于在1819年出版了《论听诊》一书。此书不仅是病理学和临床医学紧密结合的结晶，也是一部有关肺与心脏疾病的物理诊断学专著。拉埃内克在其中创造了许多术语，迄今依然出现在诊断学的教科书中。

听诊器的发明和应用，奠定了物理诊断方法的基础。至今，听诊器仍是临床医生不可缺少的诊断工具。

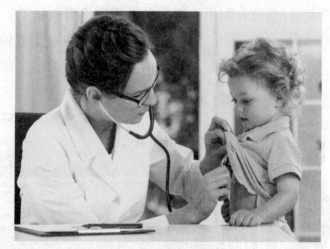

医生听诊⑫

1825年
路易用数字与图表总结临床资料

很多时候，单单观察一个现象、一个病人，是不能了解疾病的特点、治疗是否有效的。但是，如果观察很多病人，将观察结果加以总结，甚至用数学方法加以统计、分析，就能从中发现规律，大大增进对疾病的治疗方法的认识。

18世纪以来，生物学家试图通过数学分析的方法来探讨遗传的规律，医学家则努力应用数学分析的方法来总结临床经验、指导科研工作。于是，以数理统计方法为基础的生物统计学和医学统计学应运而生。

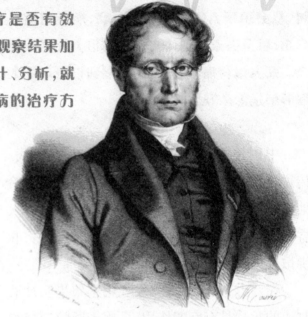

路易⒲

法国医学家路易是最早应用统计方法进行临床医学研究的人。受到法国大革命的影响，巴黎临床学校反对权威的体液理论和个人的临床实践行为，取而代之的是重视基于大量临床病例的经验总结，强调观察疾病和诊断疾病的准确性，以及对常见疾病如肺结核的细致描述。路易是当时巴黎临床学校研究人员中的佼佼者，也是利用数学方法研究医学问题的坚定支持者。他长期从事肺结核的研究，通过统计病例，用数字和图表总结临床资料。

1825年，路易发表《肺痨的病理解剖研究》，以123例病案为根据。此外，他的伤寒病研究则是以138例病案为根据。1835年，路易对用不同的医学机制治疗不同病人的效果进行比较研究，通过数字和图表总结临床观察资料，表明对肺结核病人实施放血治疗并不能提高治疗效果。

路易当年所做的工作与今天流行的循证医学非常相似，即试图通过科学的数据统计分析，对疾病的治疗方式的结果作出评判。路易开创的用数字和图表总结临床资料的研究方法至今仍为人们所采用。

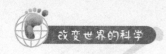

1831—1846 年
麻醉技术发展

现在，医生进行外科手术或某些身体检查时，都会给病人使用麻醉剂。麻，意味着感觉麻木，甚至失去痛觉；醉，意味着进入无意识状态。病人没有痛苦，诊疗也能顺利进行。那么麻醉剂是怎么发现的呢？

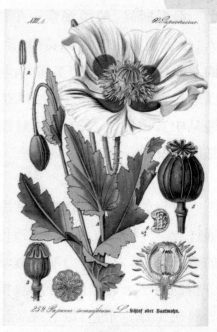

罂粟Ⓦ

中国早在汉朝就有关于麻醉剂的记载。传说当时的名医华佗在给病人做手术前会给他们服用一种叫"麻沸散"的汤剂，手术时病人昏昏入睡，不会感到疼痛。可惜，华佗死后，麻沸散也失传了。

在西方，人们很早就发现用罂粟果实汁液制成的鸦片具有麻醉作用，可用于医疗。1527年，医学家帕拉塞尔苏斯研制出鸦片酊，成为当时非常流行的一种药物。18世纪后期，随着化学的发展，许多化学家开始尝试分离植物的有效成分。1806年，德国化学家泽蒂尔纳发表自己的研究结果：从鸦片中分离出一种白色粉末，狗吃下去后很快昏昏睡去，怎么也无法叫醒；他本人吞下这些粉末后也昏睡不醒。据此，泽蒂尔纳用希腊神话中的"睡梦之神"摩尔甫斯（Morphus）的名字将这种白色粉末命名为吗啡（morphium）。之后不久，吗啡开始被广泛使用。

吗啡有强烈的镇痛作用，所以在美国南北战争、普奥战争和普法战争期间，在救治伤员时一度被大量使用。然而伤兵虽暂时解除了疼痛，但自此染上了终身难以解脱的吗啡毒瘾。美国医生本特利曾设想

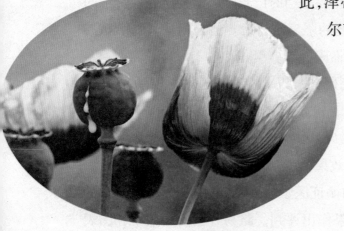

罂粟果实割破处流出乳白色汁液Ⓨ

用从可卡叶中提炼出来的可卡因来治疗吗啡毒瘾者,可病人非但没有痊愈,还增加了对可卡因的依赖。

鸦片、吗啡和可卡因都会成瘾,并给人的身体带来重大伤害,因此不适合作为常规麻醉剂使用。

18世纪末,英国化学家戴维发现氧化亚氮能使人大笑,同时痛苦减轻。不过直到19世纪中期,氧化亚氮才开始用于牙科手术。但使人大笑的氧化亚氮适用面也十分有限。

美国化学家和医生格思里发现了氯仿(学名三氯甲烷)。格思里早年曾经在化学实验室工作,后在纽约行医。1831年,他用蒸馏的办法提取出氯仿,并在一次截肢手术中,利用氯仿为病人实施麻醉获得成功。

1847年,英国产科医生辛普森首次将氯仿麻醉应用于产妇分娩。他先将手帕折叠成漏斗形状,再把半汤匙氯仿通过手帕放在产妇的口鼻处,让其慢慢地吸入,间隔10—12分钟再重复一次。吸入氯仿25分钟后,婴儿娩出。产妇经过一段时间的酣睡后苏醒过来,整个产程没什么痛苦。辛普森在爱丁堡内科外科学会上报道了这一方法。但是,辛普森将氯仿麻醉应用于分娩这一充满同情的善良举动,却激起了神学家和他的一些医生同事的激烈反对。他们控告他亵渎神灵,因为根据《圣经》教义,作为对夏娃过失的惩罚,妇女们注定要饱尝分娩的痛苦。直到1853年,维多利亚女王分娩,时任御医的辛普森用氯仿缓解了她的痛苦,氯仿的使用才在女王的帮助下,被医学界所接受。

但是,氯仿有较大的毒性,20世纪以后,逐渐不再作为麻醉剂使用。

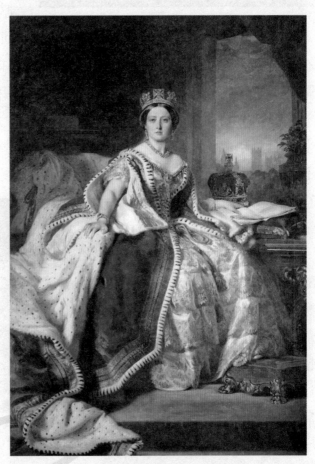

维多利亚女王 ⓦ

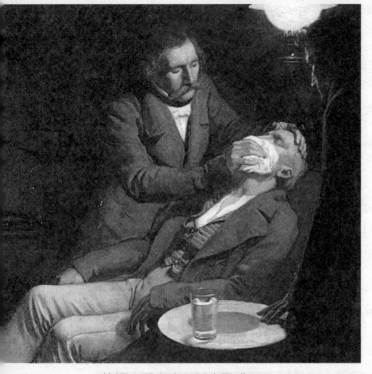

莫顿公开表演乙醚麻醉术Ⓦ

后来发现的特别实用的麻醉剂是乙醚，最早使用乙醚做手术的医生是美国的牙医莫顿，他也是现代麻醉学的创始人之一。有一天，莫顿去拜访化学家杰克逊，正听到他在讲述昨晚的"奇遇"：杰克逊和朋友们玩纸牌，正当兴头时，天黑了，杰克逊一面打牌，一面给台灯添加酒精，匆忙中把乙醚当作酒精加进了灯肚。灯点燃后，整个房间弥漫着一股异样的清香。不一会儿，杰克逊和他的朋友们竟都呼呼入睡了，醒来时已近半夜。这件有趣的事让莫顿大受启发。他匆忙赶回实验室，牵来一条狗，让它吸入乙醚蒸气。几分钟后，狗果然昏昏入睡，失去了知觉和对疼痛的反应。莫顿又接连做了多次动物试验，充分证实了乙醚的麻醉作用。

1846年10月的一天，莫顿公开表演了乙醚麻醉术，由波士顿的著名外科医生华伦主刀。手术持续了约25分钟，成功地进行了一例下颚血管瘤切除手术。不久，华伦又用乙醚麻醉术成功地进行了更复杂的截肢手术。主刀医生华伦兴奋地宣布："外科手术的新纪元已在此展开了。"

莫顿切实推动了麻醉的医学实践，被公认为全身麻醉第一人。在莫顿的墓碑上镌刻着：威廉·莫顿，吸入麻醉发现者。他让外科手术中的疼痛得以消除。此前，外科手术极度痛苦；此后，科学战胜了疼痛。

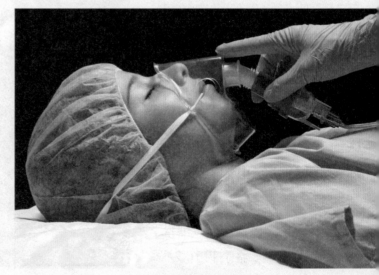

现代手术麻醉Ⓨ

1833年
博蒙特《胃液的实验观察以及消化生理》出版

吃下的食物进入胃,胃不停地蠕动并分泌胃液,将食物研磨成食糜以便身体吸收其中的营养。不过,关于胃能分泌胃液帮助消化食物这一点,科学家们经过了长时间的研究。

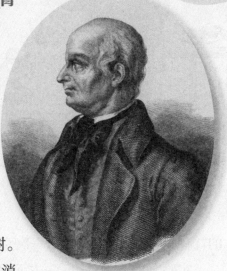

斯帕朗扎尼Ⓦ

最早使人们认识到胃液作用的,是意大利博物学家斯帕朗扎尼。斯帕朗扎尼早年学习法律,后来改学数学和物理学,还担任过帕维亚大学的自然史教授和自然博物馆指导。他兴趣广泛,尤其在实验生理学领域有诸多建树。

1773年,斯帕朗扎尼开始研究人体胃液的消化作用。他将肉块装在打有小孔的小球内,并让动物吞下装有肉块的小球,这样肉块就不会受物理性消化的影响,而胃中的液体却可以通过小孔进入小球。过一段时间,他再把小球取出来,发现小球内的肉块不见了。他据此推断:消化过程除了机械性地磨碎食物,还存在着化学作用,其主要作用场所是胃部。胃液中一定有某种物质分解了食物。由于当时实验水平的限制,斯帕朗扎尼并没有弄清楚胃液中究竟是什么物质将食物消化了。

进一步揭示胃的消化之谜、对胃液以及消化生理开展观察和实验研究的,是美国生理学家博蒙特。

博蒙特是一名美国边防部队外科军医,他对消化生理进行认真研究事出有因。那是1822年6月6日,在美国与加拿大交界的森林里,一位由军队雇用的名叫圣马丁的搬运工,因不小心被走火的枪击中了腹部。边防哨所的医务室霎时间成了急救室,博蒙特闻讯赶去,经过精心

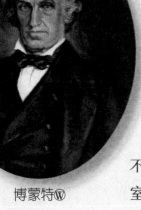

博蒙特Ⓦ

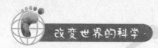

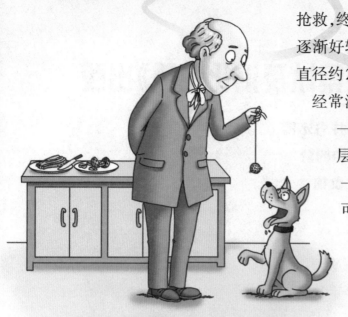

斯帕朗扎尼的实验⑤

抢救,终于使圣马丁起死回生。圣马丁的伤势逐渐好转,但不幸的是,他肚皮上留下了一个直径约2.5厘米的洞口,直通胃部,胃液和食糜经常流出。博蒙特为此想尽了办法。护理一年多后,圣马丁的伤口边缘长出了一层皱皱巴巴的外膜,并稍向外突出,好像一个盖子,盖在伤口上。虽然这样食物可以存留在胃里了,不过只要用手指轻轻一压,伤口周围的外膜就会像阀门一样打开。此时,博蒙特突然顿悟,这个异样的伤口不正是观察和研究胃的消化活动的理想"窗口"吗?他怀着极大的兴趣和圣马丁商定,借助这个难得的"窗口",在人类历史上第一次直接观察了食物在胃中消化的全过程。

实验分两方面展开:一方面是进行体外实验,将胃液抽出,研究它对各种食物的作用情况;另一方面是进行体内实验,研究各种食物在胃内的自然消化过程。博蒙特让圣马丁向左侧躺下,用手指轻轻压住伤口上的薄膜,导入一根橡皮导管,胃液就会自动从圣马丁的胃中流出来。用这种方法,也能获得十二指肠液和胃里残存的正在消化的食物。当然,这对圣马丁来说并不是一件乐事,于是他经常逃走。博蒙特一次次把他寻找回来,告诉他实验的重要意义,请求他继续积极配合。博蒙特还省吃俭用,将节约下来的钱为圣马丁购买了各种营养品。他曾感慨地说:"为了让圣马丁胃里永远有足够的食品,我的胃常常是空的。"圣马丁也非常能吃苦耐劳,在实验过程中,他积极锻炼身体,保持充沛精力。他俩结成了特殊的伙伴关系,合作长达9年之久。

期间,博蒙特先后做了200余个试验,掌握了大量的第一手资料。例如,博蒙特收集了进食前后的胃液,发现进食后由于食物刺激胃壁,胃黏膜立即有

圣马丁ⓦ

大量胃液分泌;而当胃内并无食物刺激时,胃黏膜也会分泌少量的胃液。博蒙特将收集来的胃液分别寄给两所大学的化学家去分析,分析结果认为胃液里含有酸性成分,而该酸性成分是盐酸。据此博蒙特推定,胃黏膜可以分泌盐酸。今天我们知道,胃液的成分非常复杂,除了含大量的水外,主要成分还有盐酸、消化酶(如胃蛋白酶)、糖蛋白、各种离子(如碳酸氢根离子、钠离子、钾离子)等。

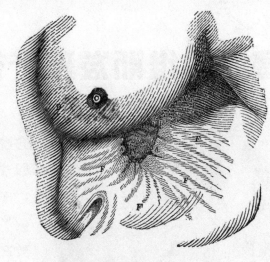

《胃液的实验观察以及消化生理》一书中描绘的圣马丁的伤口①

1833年11月,博蒙特总结了多年精心研究的成果,《胃液的实验观察以及消化生理》一书出版,这是历史上第一部描述胃的运动、胃液分泌和消化功能的生理学著作。博蒙特所创的实验方法和获得的研究结果为消化生理学奠定了基础。

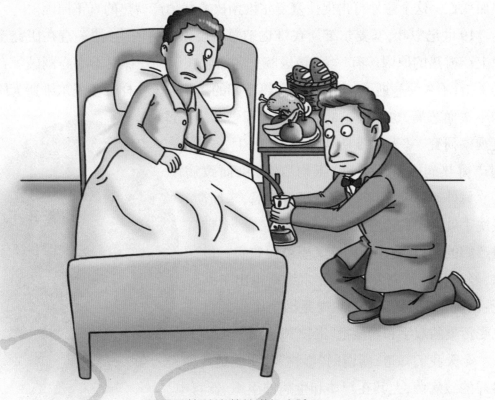

圣马丁协助博蒙特进行实验⑤

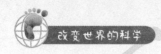
1847 年

塞麦尔维斯发现产褥热病因

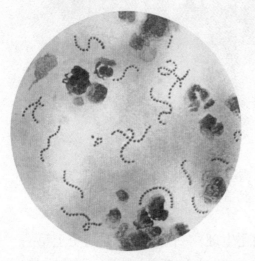

16—19世纪中期，欧洲产妇在医院分娩的死亡率一般高达20%左右，而不时暴发的间歇性流行病，更使孕妇分娩的死亡率急剧上升。产褥热就是指产妇在生孩子后因感染而引起的发热，它是那时导致产妇死亡的一个常见原因。匈牙利妇产科医生塞麦尔维斯首先发现了产褥热的病因。

化脓链球菌　引起产褥热的病菌之一。①

年轻的塞麦尔维斯也是产褥热的受害者，他的妻子在医院分娩后因发生产褥热而死亡。这个意外打击促使塞麦尔维斯决心找出产褥热的真正原因。

19世纪中叶，塞麦尔维斯在维也纳总医院做产科医生，他一直在研究产妇患上产褥热的原因。有一天，该医院一名医生在解剖尸体时不小心割破了自己的手指，不久便病逝了，病症与产褥热产妇的症状完全一样。塞麦尔维斯为同事的不幸而悲痛，也为同事的死因而苦苦思索。经过反复观察研究，塞麦尔维斯认为，这位医生一定是受到产褥热病人身上某种"毒物"的传染而致病的。另外，某些医生在做完病理解剖后，未经彻底洗手就为产妇检查或接生，也会将"毒物"带进产妇的创口，使产妇因交叉感染而致病。最后，经过仔细研究分析，塞麦尔维斯得出了结论：医院里发生产褥热，主要是因为医生们自己受污染的双手和器械把"毒物"带给了产妇。

今天我们知道，所谓的"毒物"其实就是各种各样的致病菌，尤其在尸体和生病的组织、器官中，致病菌是非常多的。如果不小心沾上，致病菌就会使

塞麦尔维斯 W

106

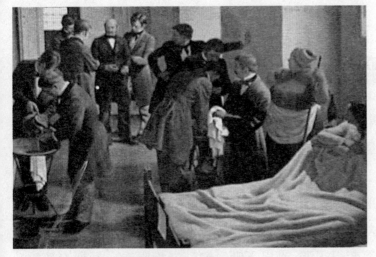

医生在接生前洗手⑫

人生病，尤其是在有伤口时，致病菌容易进入血液，后果更加严重。现在这听起来很好理解，但要知道，在当时，人们还对细菌的致病性一无所知，所以塞麦尔维斯的"毒物"推断是多么了不起啊！

为了检验自己的设想，塞麦尔维斯决心开展试验。他要求医生在接生前必须用漂白粉水仔细洗手，以防止这种致命的"毒物"。一位名叫丽莎的年轻产妇，成为接受这种新方法的第一人，遗憾的是结果并不太令人满意，她仍然发了烧，但病情比较轻。问题究竟出在哪里呢？善于观察思考的塞麦尔维斯很快发现，光用淡淡的漂白粉水洗手还远远不够，必须将医疗器械、绑带等都用漂白粉严格消毒。他还相应提高了漂白粉水的浓度，从原来的0.1%提高到0.5%。

自1847年5月起，塞麦尔维斯明确要求在他管辖的第一病房内，无论医生还是医学生，在检查产妇前都必须用漂白粉溶液洗手，并用刷子仔细刷洗指甲缝。这项简单的措施实行2个月就大显成效，第一病房的产褥热死亡率骤降。一年后，死亡率仅为1.3%，还创下连续两个月没有产妇死亡的纪录，这在当时算得上是奇迹了。

然而，当时人们还没有把在显微镜下才能看到的细菌跟"生病"联系起来，所以塞麦尔维斯的发现并未得到足够的重视，他的措施也没有得到推广。直到塞麦尔维斯去世的1865年，法国微生物学家巴斯德终于用大量的实验证实了细菌的致病性，人们才真正感受到塞麦尔维斯的消毒措施具有多么重要的医疗价值。

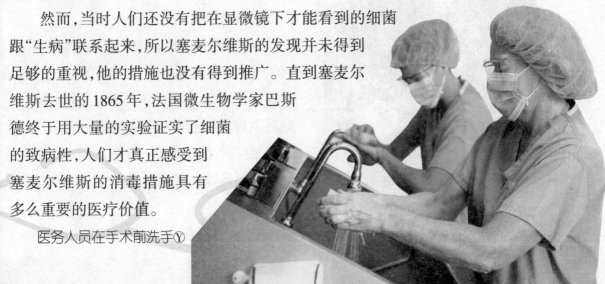

医务人员在手术前洗手⑬

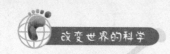
1857—1885 年
巴斯德创立疾病的病原微生物理论

法国科学家巴斯德的科学生涯是从物理学开始的，随后迅速转向化学、微生物学，他创立了疾病的病原微生物理论，为医学的发展作出了卓越贡献。

从1850年代起，法国的酿酒业在世界上就享有很高的声誉。位于葡萄种植中心的里尔以酿酒业闻名法国，但在1857年，却有好几家葡萄酒作坊发生了怪事：本来味道甘醇的葡萄酒都变得很酸，难以下咽。酒厂老板眼看一桶桶变坏的酒堆在酒窖里，再也卖不出去，个个心急如焚。六神无主的老板们决定向当时在里尔学院任教的巴斯德求助。巴斯德花了许多时间，把发酸的葡萄酒和不发酸的葡萄酒在显微镜下作对照观察。他细心观察，详细记录，经过几百次的核对，终于弄清楚酒变酸原来是一种杆状的细菌在作怪。

巴斯德还发现，只要在50℃保温30分钟即可杀灭这种细菌，酒就不会酸败了。由此，他发明了低温加热灭菌的防腐方法，这就是目前通称的"巴氏消毒法"。这种方法不能杀灭所有的细菌，但可以杀死其中的病原菌，并且保持饮品风味，如今，我们的牛奶等饮品，就是用这类方法灭菌的。

那么，细菌等微生物是从哪儿来的呢？当时，"自然发生说"根深蒂固，人们认为微生物是自发产生的。为此，巴斯德做了著名的曲颈瓶实验，证明肉汁腐败的原因只能是来自外界的微生物污染，肉汁本身并不能自发产生细菌而致腐败。

灭菌法让巴斯德的名气越来越大。1860年代，家蚕流行一种奇怪的病，使法国的蚕丝业蒙受很大的影响。巴斯德研究后发现，还是微生物导致了蚕病，并提出了相应的防治措施。后来，又有人请他治疗鸡霍乱。在研究过程中，巴斯德有了意外的发现。

根据兽医的报告，病鸡的组织中存在着某种

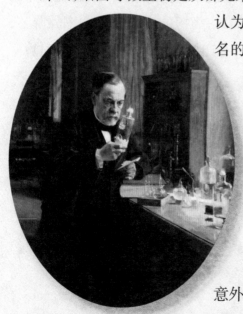

巴斯德Ⓦ

细菌,巴斯德分离到了这种细菌,并将其培养在用鸡软骨制成的培养液中。一小滴新鲜培养液能很快杀死一只鸡,"毒性"很强。1879年夏天,巴斯德离开实验室度假,在实验室中留下了一些培养物。10月份回来后,他将留在实验室的旧培养物注入一些鸡的体内。出乎意料的是,这些鸡虽出现病症,但都很轻微,而且过了几天就痊愈了。而当再次注射含有这

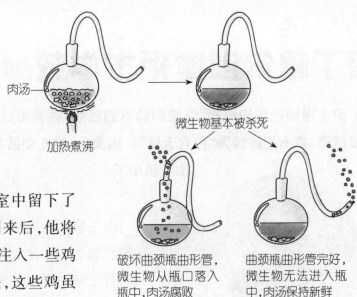

肉汤
加热煮沸
微生物基本被杀死

破坏曲颈瓶曲形管,微生物从瓶口落入瓶中,肉汤腐败

曲颈瓶曲形管完好,微生物无法进入瓶中,肉汤保持新鲜

巴斯德的曲颈瓶实验Ⓢ

种细菌的新鲜培养物时,它们竟安然无恙。巴斯德认为,旧的培养物中,霍乱菌的毒性比新鲜的菌弱很多,但保持了原有的某些特性,动物注射后可能偶有轻度感染但不会死,还能从此获得抵御这种菌的能力。今天我们知道,这就是通过疫苗接种获得对某种疾病的免疫能力。

巴斯德又想到,这种原理对其他微生物是不是也适用呢? 于是,他开始寻找方法,将多种致病性很高,即毒性很强的细菌和病毒毒株,制备成毒性很弱、适用于免疫接种的毒株。他利用高温培养获得炭疽杆菌减毒株,制成了炭疽疫苗;其后又用兔体内连续传代方法获得减毒狂犬病病毒株,制成了狂犬病疫苗。1885年7月,巴斯德成功地用狂犬病疫苗抢救了一名被疯狗咬伤的少年,开创了人工免疫治疗先河。今天,减毒疫苗已经成为人类预防传染病的强有力的手段之一。

在这些工作的基础上,巴斯德创立了疾病的病原微生物理论,他为人类医疗与健康事业所作出的贡献值得人们永久铭记。

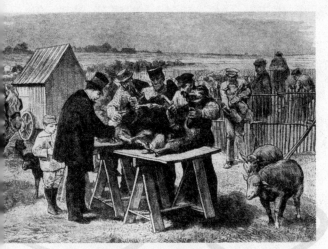

巴斯德给动物注射疫苗Ⓦ

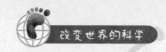

1860 年
南丁格尔创建护士学校

护士遵照医生的嘱咐，以她们特有的爱心、微笑和科学护理方法，帮助病人恢复健康，被人们称颂为"白衣天使"。历史上，护士中最著名的人物可能要算是南丁格尔了。

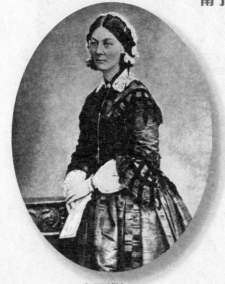

南丁格尔Ⓦ

南丁格尔是英国人，她家庭富有，受过良好的教育，父母本希望她能以文学与音乐才华跻身上流社会，然而南丁格尔对此兴致寡淡。年轻的她不顾家人的反对和世俗的偏见，毅然投身于当时只有底层妇女和教会修女才担任的护理工作。无论到哪个国家旅行，她都会去访问当地的医院。

1854年，克里米亚战争爆发，当时英国医疗救护条件十分简陋，伤病员死亡率非常高。此时，南丁格尔主动申请担任伤员的护理工作，她率领30多名护士，勇敢地奔赴战场，开创了现代战地护理事业。

对于女性而言，成为战地护士需要很大勇气，因为当时社会舆论强烈反对在战地医院出现女护士的身影。南丁格尔说服军方，允许她在斯库台湖的驻军营房医院负责护理工作。在那里，她协助医生进行手术，减轻病人的痛苦；清洗、包扎伤口，护理伤员；替士兵写信，给以慰藉；掩埋不幸的死者，祭祀亡灵……她怀着深厚的人文情怀，夜以继日、不知疲倦地照料一批又一批伤病员，并建立了护士巡视制度。夜幕降临时，她提着一盏小小的油灯，沿着崎岖的小路，到几千米之外的营区里巡视病房，逐床查看伤员。每当她手持油灯走过，伤员们便以亲吻她的身影来表示自己的崇高敬意，并亲切地称她为"提灯女神"。有位伤员写道："灯光摇曳着飘过来了，寒夜似乎也充满了温暖……我们几百个伤员躺在那儿，当她来临时，我们挣扎着亲吻她那浮动在墙壁上的修长身影，然后再满足地躺回枕头上。"这就是所谓的"壁影之吻"，也是"提灯护士"和"护士大学生燃烛戴帽仪式"的由来。在南丁格尔的努力下，医院的医疗护理条件大为改观，仅半年时间，伤病员的死亡率便下降至2%。

南丁格尔深感护理事业对整个人类来说是一项伟大的事业,护理人才的培养工作重要而又艰难。1860年6月24日,南丁格尔将英国各界人士为表彰她的功勋而捐赠的钱款作为"南丁格尔基金",在伦敦托多马斯医院创建了"南丁格尔护士训练学校"。这是世界上第一所正规护士学校。她对学校管理、课程安排、学员选拔、实习和成绩评审等都作出了明确规定,并建立了一套护理教育制度,开创了现代护理学。

在此之前,护理是被人看不起的职业,护士往往由那些上了年纪的女人担

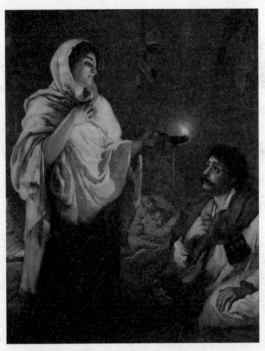

南丁格尔提灯在夜里看顾士兵①

任,她们不懂专业护理知识,缺乏爱心,连最基本的"洗刷"工作也不尽职,再加上没有规章制度可供遵守,那时的病房墙壁与地板上沾满血迹与污渍,病房内臭气弥漫。南丁格尔护士学校创立的深远意义在于使全社会认识到护理工作是一种"技术",并把它提高到"专门职业"的地位。在其后的30年间,学校培养了1000多名学员,一批批优秀的毕业生均被欧、美、亚洲各国医院聘请去开办护士学校。随着科班出身的护士不断增加,护理事业突飞猛进,全世界的医疗水平得到了很大提高。

1910年8月的一个夜晚,90岁高龄的南丁格尔在睡梦中溘然长逝。她毕生致力于护理的改革与发展,取得举世瞩目的卓越成就。为了永远缅怀这位伟大的女性、现代护理事业的先驱和现代护理教育的奠基人,国际护士协会和国际红十字会把她的诞生日——5月12日,定为"国际护士节",并决定以南丁格尔的名字命名最高护士荣誉奖,即"南丁格尔奖"。

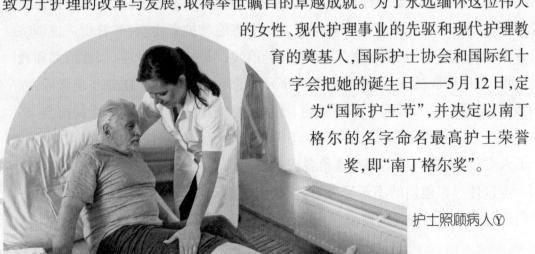

护士照顾病人⑨

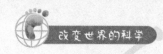

1864年

国际红十字会成立

红十字会是志愿的、国际性的救护、救济团体，它的崇高使命，已从原来的战时救护工作，发展到包括和平时期的自然灾害救济、社会救济和福利、输血、急救和护理等工作。红十字会与联合国、国际奥林匹克委员会等国际组织相比，有着更为悠久的历史。

索弗利诺战争Ⓦ

19世纪中叶，意大利处于四分五裂的割据状态，北部的伦巴底由奥地利统治。同伦巴底毗邻的撒丁王国为了统一意大利，与法国结成同盟，联手攻打奥地利。战争于1859年4月爆发。不久，法撒联军打进了意大利北方的索弗利诺，两军在那里进行了一场大会战。

同年6月，年轻的瑞士银行家杜南偶然经过索弗利诺镇，亲眼目睹了在尸横遍野的战场上，许多伤兵无人过问而在痛苦的呻吟中死去的惨状，于是怀着愤怒的心情写下了充满同情的《索弗利诺的回忆》一书。在书中，杜南凸显了战场上的大批伤员的痛苦，强烈呼吁制定一项国际性的法律，以人道主义的态度对待战俘，保证伤员中立化；他建议在各国成立一个志愿救护者协会，并召集一批训练有素的医护人员，一旦战争爆发，自愿开赴前线，不分国籍、种族、宗教信仰和政治立场，救助伤病员，以弥补军队中医疗人员的不足。该书于1862年出版后，立即被译成多国文字，引起了广泛反响。但是，要成立这样一个国际性的协会，必须经过各个国家的官员同意，共同签订一个公约。因此，杜南先与好友组织了一个五人委员会，他们马不停蹄地给各国首脑写信。杜南还亲自在十几个国家之间奔走宣传。在他们的不懈努力下，一些国家的元首、王公和知名人士，甚至直接指挥过索弗利诺战役的拿破仑三世，都纷纷表示赞同。

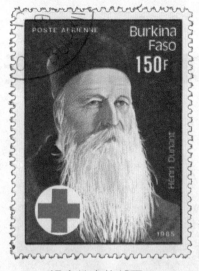

纪念杜南的邮票Ⓨ

1863年10月26日，国际红十字会筹备会议在杜南的出生地日内瓦举行，出席会议的有16个国家的代表。会议初步确定了协会各方面的基本原则，诸如在每个国家成立救护委员会，以便战时协助军队医疗队工作；平时开展训练男护士工作；救护车、陆军医院和医务人员中立化。为了表示对发起人杜南的敬意，以及表彰东道国瑞士对会议所作出的贡献，与会代表一致同意，以瑞士国旗为标志，只是颜色改为相反的白底中央一个红十字。红色代表人类为流血的伤病员服务，白色则代表平安。白底红十字标志也意味着，战时组织机构及其医护人员是保持中立的，不偏向敌对的任何一方。这次筹备会议为日后国际红十字运动奠定了基础。

1864年8月22日，在日内瓦召开由瑞士发起的国际会议，正式签订了《日内瓦国际红十字公约》。这一天也就成了国际红十字会的诞生日。国际公约规定了有关改善战地伤病员境遇的国际通则，规定各国伤兵救护组织有受保护和使用红十字标志的特权等。从此，人类就有了国际红十字会组织，红十字运动在国际上亦得到了法律保护。

现在世界上至少已有120个国家建立了红十字会，无论出现战争、流血还是饥荒、地震，每个国家的红十字会都会伸出无私援助之手。一个半世纪过去了，从一个人自发地帮助受伤士兵的行动开始，国际红十字会已经成长为一个帮助世界上数百万战争及灾害受难者的组织，参与了人类历史上的多数重大危机。

日内瓦国际红十字会总部Ⓦ

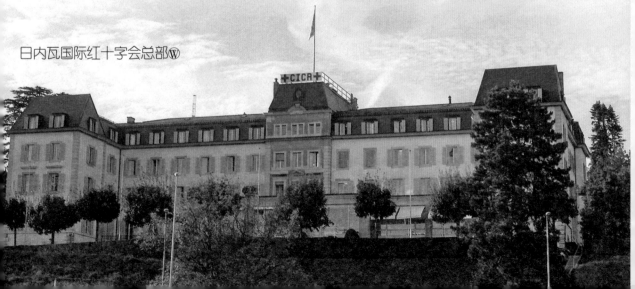

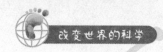
1865—1890 年
外科消毒和无菌技术发展

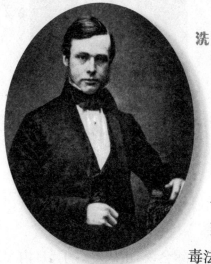

李斯特Ⓦ

如今几乎所有的外科手术中，医生都懂得必须洗手、戴上无菌的橡胶外科手术手套、手术器械要消毒、手术房要保持干净、医生护士都要穿着洁净的衣服、病人的伤口要消毒等，但是在早期的医学界，没有人注意到这些最基本的医学常识。

直到19世纪初期，外科医生的手术成功率一般还只有25%，多数病人因细菌感染而死。直到一位名叫李斯特的英国医生发明了石炭酸消毒法之后，消毒常识才进入了医学界，使全世界的医生知道了消毒的重要意义。

李斯特生于英国埃塞克斯。早在念小学时，他就立下了当一名外科医生的志向。1861年，李斯特成为格拉斯哥皇家医院的外科医生，在那里一干就是8年。也就是在这个时期，他发明了外科防腐技术。在格拉斯哥皇家医院，李斯特主持新外科病房工作。尽管他尽量使病房保持清洁干净，但是这并不能避免高死亡率的发生。许多医生坚持认为是医院周围的"瘴气"（有毒蒸气）引起了这些感染，但是他对这一解释不以为然。

1865年，李斯特从朋友那里听说了法国微生物学家巴斯德关于发酵和腐败都由微生物引起的学说。他仔细研读巴斯德的论文，豁然开朗。巴斯德关于疾病的病原微生物理论给他提供了关键的思想：如果感染是由细菌造成的，那么防止术后感染的最好办法是在细菌进入暴露的伤口之前就将其消灭。李斯特决定用石炭酸（苯酚）开展灭菌研究。1865年8月12日，他进行了

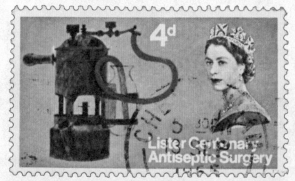

纪念李斯特石炭酸消毒法的邮票 左边是喷洒石炭酸的器械。Ⓨ

第一次试验，在整个手术室里、手术台上、手术器械以及整个手术过程中，都喷洒了稀释的石炭酸溶液，结果获得了出乎意外的成功。后来，他每次做手术前，都将石炭酸喷洒在室内以及手术器械、纱布等物品上，并用石炭酸溶液洗手、洗病人的伤口。由于采用这种消毒法，病人术后伤口化脓明显减少，手术死亡率也大幅度下降。不过，后来发现苯酚对人体有毒，遂用其他消毒剂（如碘酒等）替代，用以消毒皮肤和伤口。

李斯特发明的石炭酸消毒法是医学上的一项重大革新，这一医疗技术的改进，大大提高了外科手术的成功率，李斯特也因此成为开创无菌手术的先驱。此后，世界许多医学家研究出针对手术器械、衣物、敷料、手术室、手术医护人员和病人皮肤的多种消毒灭菌方法，如加热、化学消毒剂、紫外线照射、超声波灭菌法、伽马射线照射等。

为了将术中和术后细菌感染导致的并发症减低到最低程度，1890年美国外科学家、临床教育家、外科消毒法的早期应用者霍尔斯特德首先提倡手术时医生要戴手套，外科常用的薄橡胶手套就是由他首创的。这项创举非常重要，因为使用经过严格杀菌的手套，能大大提高手术的无菌性与安全性。与此同时，也能在很大程度上保护医务人员不被感染。如今，薄橡胶手套不仅用于外科手术，还用于给病人检查身体、解剖尸体，甚至进行一些常规的科研工作，很好地保护了病人和医务工作者。

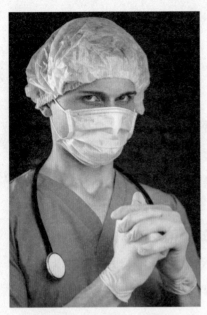

医生戴上手套准备诊疗Ⓨ

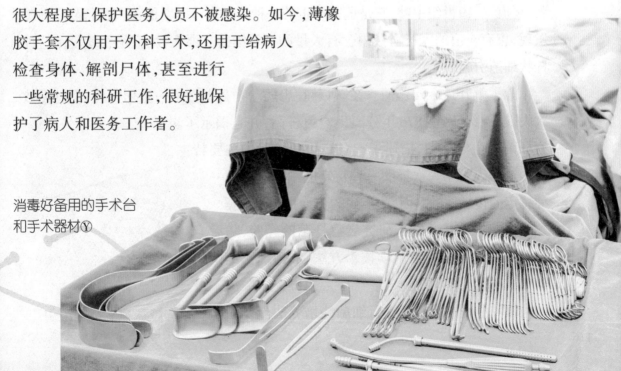

消毒好备用的手术台
和手术器材Ⓨ

1876 年
科赫分离出炭疽杆菌

很长一段时间，人们不知道传染病是由病菌引起的，因而也没有有效地防治传染病的措施和方法。结核、鼠疫、伤寒等许多可怕的传染病犹如洪水猛兽，不知吞噬了多少生命。人类要战胜这些凶恶的疾病，首先要弄清楚致病的原因。而第一个发现传染病是由病原菌感染造成的人就是德国细菌学家科赫，他堪称是病原细菌学的奠基人，与法国微生物学家巴斯德共享盛名。

科赫⑩

科赫年轻时师从著名解剖学家亨勒。"必须不断地通过显微镜从传染物中寻找细菌并将它们分离出来，测试其致病力，才能确认它是否是引起人体传染病的病因。"导师的这段话给年轻的科赫留下了深刻影响。毕业后，科赫曾先后在几家医院当临床医生，但始终对基础医学研究充满着强烈兴趣。他在诊室隔出一间小小的实验室开展科研工作，炭疽就是研究课题之一。

炭疽主要感染牛、羊等家畜，也感染人。死畜的血液会变得像炭一样乌黑，故名"炭疽"。19世纪中叶，它是危害严重的一种传染病。巴斯德等人在科赫之前曾发现，患有炭疽的家畜血液内含有大量的杆状细菌。那么，炭疽是否就是由这种杆状细菌引起的呢？

为了解开这个问题的答案，科赫在患病动物身上做了一系列实验，经过无数次失败后，终于在1876年分离出炭疽杆菌，并且揭示了炭疽杆菌的生活周期，描述了它各个生长阶段的主要特征。这是人类第一次证明一种特定的细菌是引起一种特定的传染病的病因，为疾病的防治找到了根据。

科赫进一步总结了研究炭疽杆菌的经验，随后发明了两种重要的细菌学技术方法，成为现代细菌学史上的重要里程碑。

（1）用固体培养基进行细菌纯培养法。在固体

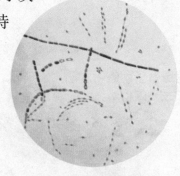
显微镜下的炭疽杆菌①

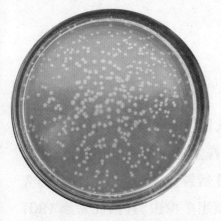

固体培养基上的大肠杆菌菌落①

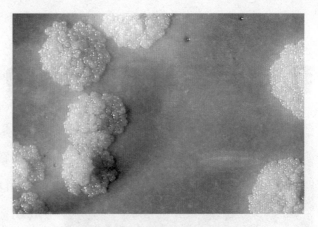

结核杆菌菌落形态①

培养基表面,单个细菌固定地在培养基的某一点上生长,不断地分裂,形成一个可见的、由无数个相同细菌组成的菌落,菌落可以很方便地被移种到其他培养基或接种到动物体内,以便对其观察实验研究。

(2)通过一系列实验研究提出了一个确定病原菌的重要准则——科赫法则:在每一病例中都出现相同的微生物,且在健康者体内不存在;从寄主中可分离出这种微生物并在培养基中得到纯培养;用这种微生物的纯培养物接种健康而敏感的寄主,同样的疾病会重复发生;从试验发病的寄主中能再度分离培养出这种微生物。科赫法则为病原微生物学系统研究方法的建立奠定了基础。直到今天,科赫法则仍是寻找和最终确定病原微生物的基本原则。

利用这些技术方法,科赫先后分离出许多种疾病的致病菌,如伤寒杆菌、霍乱弧菌等,其中最突出的并将他推向事业顶峰的发现是在1882年,他成功地分离出导致可怕的结核病的致病菌——结核杆菌,并论证了它的致病机制。继而在1890年,他成功培养出结核菌素,并用来诊断结核病。

据说有人曾统计过,科赫在医学宝库中,曾增添了近50种诊治人和动物疾病的方法。在当时人们的心目中,科赫成了传染病的克星。1905年,科赫荣获诺贝尔生理学医学奖。1910年5月27日,在德国巴登温泉疗养院,65岁的科赫由于过度劳累心脏病发作,坐在一张椅子上静静地与世长辞了。即便这时,他身边仍然带着他研究用的显微镜。

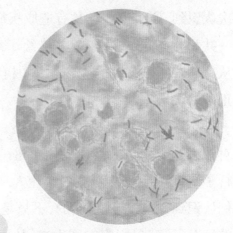

显微镜下的结核病人痰液样品　里面有许多结核杆菌(红色)。①

117

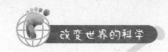
1880年

莱佛兰分离出疟原虫

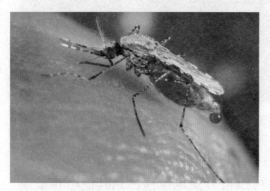

携带疟原虫的按蚊在吸血①

疟疾是由疟原虫引起、由按蚊传播的疾病，在全球范围内分布广泛，通常呈地区性暴发。法国医生莱佛兰最先成功分离出疟原虫，并因此荣膺1907年诺贝尔生理学医学奖。

1878年，作为军医的莱佛兰被派往位于非洲的阿尔及利亚。在那里，疟疾是很严重的流行病，患者众多。很自然地，莱佛兰将医学科研重心转向了疟疾。

1880年，莱佛兰在一家医院中，对许多因疟疾而死亡的患者进行了细致的尸检，很快发现，死者血液中都存在着一种黑色颗粒。其实，这个现象之前已为不少学者发现，不过当时人们并没能把这种黑色颗粒与致病病原体挂上钩。莱佛兰在显微镜下观察，发现这些黑色颗粒大小可变，能自由运动。他成功地分离出了这种黑色颗粒。

然而，谨慎的莱佛兰并不急于发表自己的成果，直到1882年，他在意大利的疟疾病人体内发现了同样的物质后，才确认这些黑色颗粒就是导致疟疾的元凶。它们并不是细菌，而是一种单细胞寄生虫，即疟原虫。可以说这是人类第一次认识到，原生动物也具有造成疾病的能力。之后，莱佛兰继续观察，到1884年一共积累了480例标本，并描绘了疟原虫在人体的各个发育阶段的形态特征。从此，人们对疟疾的生物学病因有了正确的认识。

除发现疟原虫外，莱佛兰还对锥虫等寄生在血液中的原虫进行了研究。他的开创性工作让人们认识到，原来造成疾病的，不只是致病菌，还有单细胞的寄生虫，从而大大拓展了人们对致病微生物的认识。

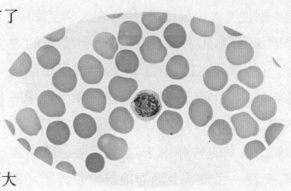

疟原虫（黑点）感染红细胞ⓒ

1884 年
革兰氏染色法发明

　　革兰氏染色法是用来鉴别细菌的一种方法。其染色原理主要是根据细菌细胞壁上的主要成分不同而将细菌染色,根据染色结果,可将细菌分成两大类,即革兰氏阳性菌与革兰氏阴性菌。这种方法是由丹麦细菌学家革兰发明的。

　　革兰早年在德国几所大学研究细菌学和药理学。当时,在显微镜下,未经染色的细菌与周围环境差别很小,极难分辨、观察。为了解决这个问题,1884年,革兰发明了细菌鉴别染色法——革兰氏染色法。这一方法最初是用来鉴别肺炎球菌与克雷伯肺炎菌。具体做法是将结晶紫均匀地涂在细菌上,然后用乙醇将碘拭去(称为脱色),能保留颜色的细菌称为革兰氏阳性(G+)菌,失去颜色的细菌称为革兰氏阴性(G-)菌。

　　后来这种方法得到进一步发展:乙醇脱色后再用另一种红色染料进行染色,最终,革兰氏阳性菌呈蓝紫色,革兰氏阴性菌呈浅红色。

　　革兰氏染色法可以用于分辨细菌的种类,为由细菌感染引起的疾病的诊断及治疗提供了很大帮助。例如,多数革兰氏阳性菌都对青霉素敏感,不少革兰氏阴性菌则对链霉素、氯霉素等敏感,所以在感染后,首先区分导致疾病的是革兰氏阳性菌还是阴性菌,有助于快速选择相应抗生素,有效地治疗疾病。常见的革兰氏阳性菌有肺炎球菌、葡萄球菌、链球菌、炭疽杆菌、白喉杆菌、破伤风杆菌等;常见的革兰氏阴性菌有大肠杆菌、痢疾杆菌、伤寒杆菌、百日咳杆菌及霍乱弧菌等。

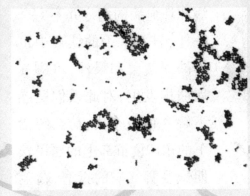

经革兰氏染色法染色后的革兰氏阳性菌▼

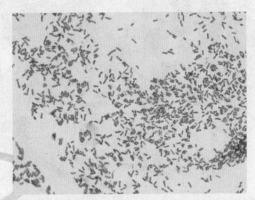

经革兰氏染色法染色后的革兰氏阴性菌▼

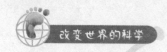

1886—1912 年
发现维生素

维生素在人体中的含量虽很少，有时少到只有一般食物的万分之一，然而它却是"维持生命必不可少的元素"，故称之为"维生素"。人体缺乏了维生素就会得病，而这一普通的医学常识，直到1880年代才一步步被人们认识。

早在14、15世纪的西方大航海时代，长年在海上航行的水手中流行着一种可怕的疾病，患者牙龈出血、肌肉疼痛、身体疲乏，四肢像瘫痪了似的，过不了多久就衰弱得无法继续工作，直到最后死去。人们把这种病叫做"坏血病"。

苏格兰医生林德对这种怪病十分关注，他查阅了大量有关的历史资料后得出结论：适当的饮食可以防止坏血病。他在一些病人的饮食中分别增加蔬菜、苹果汁或其他果汁，最后发现，柠檬、橙子等对病人的康复作用最为明显。1753年，林德出版了《论坏血病的研究》，根据多年来的观察和研究事实，呼吁英国有关部门在水手的伙食中增加这类果汁。自从这些果蔬上了船，坏血病在英国水手中就绝迹了。后来知道，坏血病是人体缺乏维生素C的结果，而橙子等果蔬中含有大量的维生素C。

100多年以后，日本海员遭遇了类似的疾病，患病的人浑身无力，尤其下肢严重瘫痪，最后死亡，这种怪病被称作"脚气病"。但是，脚气病和坏血病的病症并不完全一样，日本水手的饮食中也不缺乏蔬菜和果汁，可脚气病照样发生，对此人们疑惑不解。1880年代，荷兰统治下的东印度群岛上的居民长期饱受脚气病的折磨，荷兰政府于1886年成立了一个专

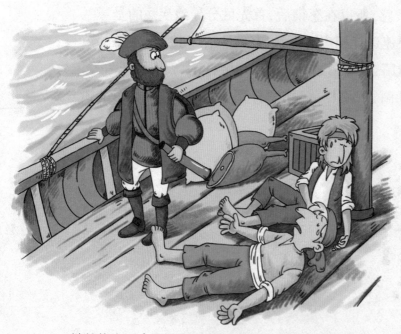

从前的水手会因食物中缺乏维生素C患上坏血病⑤

门委员会,开展脚气病的调查研究工作。同年,荷兰医生艾克曼加入该委员会。

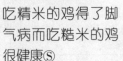

吃精米的鸡得了脚气病而吃糙米的鸡很健康Ⓢ

由于拘泥于 19 世纪后期盛行的病原微生物理论,当时科学家和医生普遍认为,脚气病也是细菌感染引起的一种传染病,有人甚至宣称从脚气病患者的血液中分离出了细菌。1887年,艾克曼将所谓的"引起脚气病的病原菌"接种到动物体内,却未能引起脚气病。1890年,艾克曼无意中发现,供实验用的鸡群患了多发性神经炎,症状跟人类的脚气病很相似。他将鸡群移至另处饲养,结果病情迅速得到控制。经过仔细观察,他发现,原来这是由于鸡的饲料变化了,实验鸡原先吃的是精白米,生病后,改用带壳的糙米喂养,病就好了。艾克曼原以为,是精白米在肠内微生物作用下产生一种有毒物质引起了脚气病。后来经过大量实验证明,带壳的糙米有预防和治疗脚气病的作用。艾克曼把糙米当作"药",给得了脚气病的人吃,果然医好了他们的脚气病。这是人类第一次发现食物中含有生命必需的微量物质。1896年,艾克曼因病返回荷兰并发表了自己的研究成果。这一成果很快轰动了学术界,并掀起了一股研究热潮。1911年,艾克曼与其同事从糙米中获得了治疗脚气病的浓缩液体,其有效成分后来被称为维生素 B_1。由于发现了治疗脚气病的维生素 B_1,艾克曼获得了 1929 年诺贝尔生理学医学奖。

与艾克曼共享该奖项的,是英国生物化学家弗雷德里克·霍普金斯。1906年,霍普金斯提出,坏血病、佝偻病是由于缺乏必要的营养素引起的。1912年,他以纯粹的蛋白质、脂肪、糖、食盐等喂养幼鼠,发现幼鼠不仅生长延缓而且体重下降,有的甚至死亡。但如果每天加喂少量牛奶,幼鼠就生长良好。于是他推测牛奶中含有某种"附加物质",这就是维生素。同时他发现,当时的人造黄油缺乏"脂溶性物质 A"(后来证实是维生素A和维生素D),营养价值不如黄油。1920年代,人们普遍接

Vitamin D
$C_{27}H_{44}O$

维生素D能防治佝偻病Ⓨ

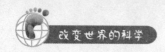

几种人体必需的维生素

维生素	功能	含量丰富的食物
A	防治干眼病、夜盲症、视神经萎缩,促进生长	动物肝脏、蛋白、乳制品和鱼肝油等动物性食物中天然维生素A含量较高;植物性食物,如胡萝卜、番茄、辣椒、红薯、菠菜、韭菜、油菜、香蕉、柿子、桃等含有胡萝卜素,胡萝卜素进入人体后转化为维生素A
B_1	强化神经系统功能,防治脚气病	粗粮、豆类、坚果类、瘦肉、动物内脏等
B_2	保护视力,预防舌炎及口角炎	动物肝肾、乳制品、蛋、河蟹、鳝鱼、紫菜、绿叶蔬菜、水果、酵母制品等
B_6	帮助消化、吸收蛋白质和脂肪,降低患心血管疾病风险,帮助造血	酵母制品、谷物、肉类、鱼、蛋、豆类、花生、马铃薯、蔬菜等
B_{12}	防治贫血,保护神经系统,治疗神经性头痛、神经炎	肉类、乳制品、动物内脏、经发酵的豆类等
叶酸	帮助细胞分裂,增强免疫力	动物肝肾、水果、蔬菜、麦麸等
尼克酸	维持皮肤健康及促进血液循环,帮助神经系统正常工作	动物肝脏、瘦肉、粗粮、花生、豆类、酵母制品等
C	防治坏血病,增强免疫力	水果(特别是橙类)、绿色蔬菜、番茄、马铃薯等
D	帮助骨骼发育,预防骨质疏松和骨折	鱼肝油、蛋黄、乳制品等
E	抗氧化,预防不育症和习惯性流产	坚果、瘦肉、乳制品、蛋、麦芽、深绿色蔬菜等
K	与凝血功能相关	菠菜、西兰花、白菜、蛋黄、动物肝脏等

受了霍普金斯的观点,在人造黄油中加入维生素A和维生素D,使之成为受人欢迎的营养食品。

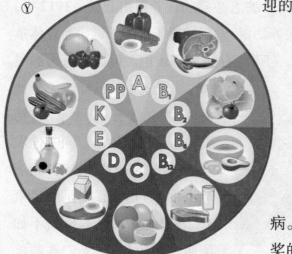

与其说霍普金斯发现了某种或某几种具体的维生素,倒不如说他用实验方法揭示了维生素的存在及其对人体的重要性,奠定了维生素这一概念的基础。后人在此基础上,先后弄清楚了一系列维生素的生理功能及缺乏它们所造成的疾病。与这些研究相伴的,是数个诺贝尔奖的诞生。

1890年

贝林和北里柴三郎发明破伤风抗毒素和白喉抗毒素

1890年代之前,治疗疾病(包括传染病),一般都是让病人吃药。药物开始是由植物、动物等加工而成,后来发展为用人工合成的方法生产化学药物,实现了跨越式发展。有些化学药物,能够用注射的方法进入人体,使药物较快地发挥作用。而用血清注入人体治疗疾病,则是一种前所未有的创举。德国细菌学家、免疫学家贝林和日本细菌学家、免疫学家北里柴三郎就是这种新疗法的先驱。

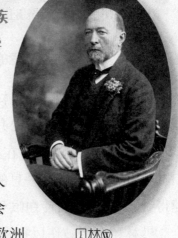

贝林ⓦ

贝林多年从事传染病学研究,对破伤风和白喉都有所了解。破伤风是由破伤风杆菌引起的疾病,人受伤后,如果伤口感染这种细菌,就会患病,严重时会死亡。白喉是一种由白喉杆菌引起的疾病。当时,欧洲每年有5万多名儿童死于白喉,研究这种疾病对挽救儿童的生命意义重大。在德国化学家李斯特消毒法和杀灭细菌思想的影响下,贝林试图在体内找到一种"消毒剂",以便将侵入体内的细菌变得无害。

北里柴三郎1885—1891年赴德国跟随著名细菌学家科赫学习,在此期间他发表数篇重要的论文,在细菌培养方面很有经验。1889年前后,他撰文论述了厌氧梭状芽孢杆菌的培养方法。之前,人们培养的破伤风杆菌菌株总是不纯,会混杂其他细菌,给研究造成困难。北里柴三郎想出了办法,他将破伤风杆菌与其他细菌的混合培养物加热到80℃,持续45—50分钟,再置于空气中继续培养,由此获得了破伤风杆菌的纯培养菌株。

1890年,贝林与北里柴三郎密切合作,开展了抗毒素实验研究。他们将灭活后的破伤风杆菌培养液(里面含有破伤风杆菌所产生的毒素)稀释,给动物反复注射,每次注射的毒素的量逐渐增加。他们发现,动物血

北里柴三郎ⓦ

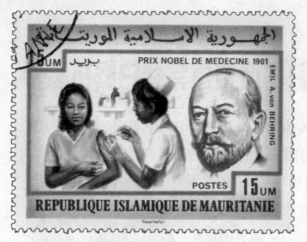

纪念贝林研发抗毒素的邮票⊙

清中出现了能够中和破伤风杆菌毒素的物质,即"抗毒素"。将这种破伤风抗毒素的血清注射给其他动物后,动物有了对破伤风的免疫力。

此后,贝林又给实验动物注射以白喉抗毒素血清,使这些动物对白喉产生免疫力,他还发现,将这种抗毒素混合物注射到人体内,也可使人体对白喉免疫。不久,在动物实验基础上,贝林还研制出了应用于人体的破伤风抗毒素。这些研究成果分别发表于1890年12月4日和12月11日的《德国医学周刊》上。

1891年圣诞节,贝林在柏林的一家医院里,第一次用白喉抗毒素血清治疗白喉患者,将一个奄奄一息的儿童从死亡线上救了回来。从此,免疫血清疗法迅速得到了广泛应用,使白喉死亡率大大降低了。

贝林还利用破伤风抗毒素血清治疗破伤风,获得良好效果。在第一次世界大战期间,医生为战场上受伤的战士注射破伤风抗毒素,有效地避免伤员因感染破伤风杆菌而死亡。1901年,由于在血清疗法方面的研究,尤其是用来治疗白喉,贝林荣获了当年的诺贝尔生理学医学奖。

现在我们知道,所谓抗毒素,其实是动物机体为了对抗毒素而产生的抗体。将带有抗体的血清用于治疗疾病,是一种被动免疫疗法,它与接种疫苗使机体自主产生抗体的主动免疫疗法一样,是人类征服传染病途中的重要里程碑。

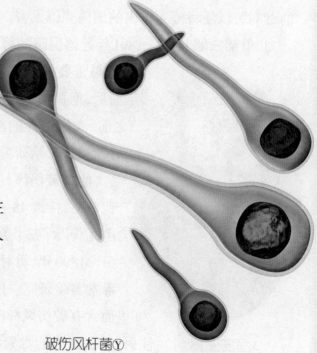

破伤风杆菌⊙

1892—1898 年
伊万诺夫斯基和贝杰林克发现病毒

19世纪下半叶，烟草种植业蓬勃发展，但人们很快发现，许多烟草的嫩叶抽出不久，叶面上就莫名其妙出现了一条条黄绿相间的斑纹，接着变得斑斑驳驳，很快整片烟叶枯萎腐烂。这种"烟草病"迅速蔓延，大片烟草因此凋谢，烟农们损失惨重。由于生病的烟叶就像布满花纹一样，于是1886年德国农艺学家麦尔将这种烟草病命名为"烟草花叶病"。他把有病烟草的汁液注射到健康烟草的叶脉中，结果健康的烟草也生病了。麦尔推测，烟草花叶病可能是一种传染病，但他认为这种病是由细菌引起的。

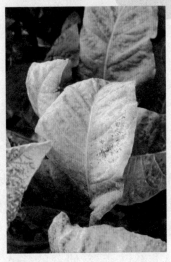

患了烟草花叶病的烟草ⓒ

1892年，俄国植物学家伊万诺夫斯基重复了麦尔的实验，同时加入了自己的创造性工作：他制作了一种过滤器，过滤器上的小孔很小，可以把溶液中的细菌"拦截"下来。但是，他把有病烟草的汁液用过滤器过滤后，发现这些汁液仍然能使健康烟草生病，这说明烟草花叶病的致病因子能通过过滤器上的小孔。如果这种致病因子不是细菌，那它是什么呢？难道说有一种比细菌还要小的生物吗？伊万诺夫斯基不敢这么想，因为当时科学界流行一种理论，认为疾病都是由细菌引起的。提出这种理论的人是伟大的法国微生物学家巴斯德。巴斯德实在太权威了，没人愿意向他的理论提出挑战，伊万诺夫斯基也不例外。他推测，也许烟草花叶病的致病因子只是细菌产生的一种毒素。

6年以后，荷兰微生物学家贝杰林克在研究烟草花叶病时发现，把患病烟草的汁液注射到健康烟草中可以使健康烟草患病，而且后者的汁液还可以继续感染新的健康烟草，这说明汁液中有活的生物。贝杰林克提出这种生物具有以下特点：非常微

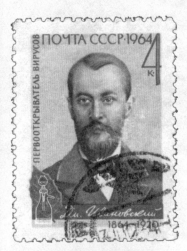

纪念伊万诺夫斯基和他的过滤器（左下角）的邮票Ⓨ

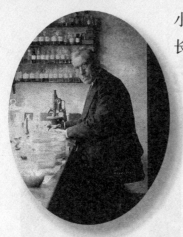

贝杰林克⑨

小，能通过细菌过滤器；在体外非生命物质中不能生长；只有在活的植物细胞中才能进行繁殖。这真是令人激动的发现！贝杰林克认为，烟草花叶病的致病因子不是细菌，而是比细菌小且有传染性的生物，他给这种生物取名为"病毒"（virus）。

贝杰林克首先提出烟草花叶病的病原体是一种"过滤性病毒"，一举打破了当时人们普遍信奉的疾病菌源说的传统框架，令人们对生命世界的认识进入更加微观的层面。20世纪初，世界上许多科学家主要运用过滤性方法，先后发现和证实了40余种动植物疾病是由病毒造成的，其中包括天花、麻疹、腮腺炎、脊髓灰质炎、狂犬病、黄热病、流感、劳斯鸡肉瘤、口蹄疫、马脑炎、兔黏液瘤，以及植物的花叶病、黄叶病，卷叶病等。

不过，随着研究的深入，科学家发现，一些病毒虽然很小，却不能通过细菌过滤器（因为会吸附在过滤器上），而有些可过滤性传染因子不一定是病毒，所以"过滤性"这个前缀词最后还是被摒弃了，仅用"病毒"代表这类微小的病原体。此外，贝杰林克认为病毒以液态形式存在，今天看来显然是错误的。

1935年，美国生物化学家斯坦利几乎用了1吨重患有烟草花叶病的烟叶，将其中的病毒加以分离提纯，最后只获得不满一小匙在显微镜下看起来是针状的蛋白结晶，第一次实现了病毒的分离、提纯并结晶。1939年，科学家第一次在电子显微镜下观察到烟草花叶病病毒为杆状体。

科学的发展就是这样，旧的理论不断被修正、完善甚至被推翻，新的理论不断产生，周而复始，人们永远处在对真理的不断探索中。

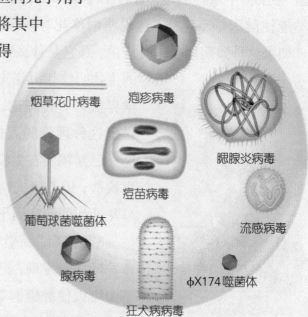

烟草花叶病毒　疱疹病毒　腮腺炎病毒　痘苗病毒　葡萄球菌噬菌体　流感病毒　腺病毒　φX174噬菌体　狂犬病病毒

几种病毒的形态和大小　外圈示金黄色葡萄球菌相对大小。⑨

1896—1928 年
埃利斯《性心理学研究》出版

性心理一般是指与人类性活动相关的主观反应。尽管人类很早就对神秘的性现象产生了强烈的好奇心,并开展了各种探究,但对性心理进行系统的观察和深入的研究则是从19世纪才开始的。英国学者埃利斯无疑是性心理学研究领域的先驱。

埃利斯生活在19世纪末20世纪初英国清教徒风气盛行的维多利亚时代,那个时代的所谓文明有一个特征就是:不谈性。女人要穿束胸的服装,甚至钢琴的腿也要用布包裹起来,以免引起人们的遐想。

埃利斯16—19岁在澳大利亚生活,年轻的他和女孩子相处时,不由自主地产生了朦胧的性意识。可是,在当时维多利亚式的"无性教育"环境中长大的他,对性很迷惑,对恋爱心理状态也深感困惑不解。推己及人,他觉得别人也会有和他同样的迷茫,于是,他立志探求男女之间性的科学规律。要知道,在当时的社会环境下研究性学是需要勇气、付出代价的。

基于对33位同性恋者的研究,埃利斯认定同性恋有先天因素的作用,由此提出对同性恋者应采取宽容的态度。可是,当时同性恋或被当作犯罪,或被视为疾病,因而他的这一主张招来许多人的攻击,他的著作也屡遭查禁。

1896—1928年,埃利斯的巨著《性心理学研究》(共七大卷)陆续分卷出版,书中以实证的方式对人类的性心理以及性行为进行了详尽分析和科学阐述。之后,他将这部著作改写,著成《性心理学》一书,这是一本通俗易懂而又系统全面的性心理学专业教材。该书影响深远,每隔十几年就会再版一次。

埃利斯终身从事人类性科学和性心理学研究,致力于探究人类精神世界与性的生物学的复杂关系,是公认的性心理学创建者。

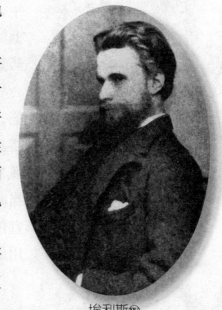

埃利斯Ⓦ

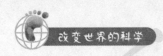

1899_年

阿司匹林应用于临床

阿司匹林是一种著名的解热镇痛药,常用于治疗感冒、发热、头痛、牙痛、关节痛、风湿病,还能抑制血小板凝集,用于预防和治疗某些心血管疾病等。

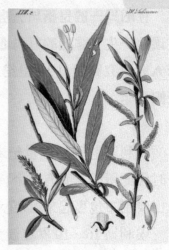

白柳Ⓦ

阿司匹林的化学名称叫"乙酰水杨酸",这种成分开始是在某些植物的树皮中发现的,人们很早就知道了它的疗效。古代中国人发现,咀嚼柳树皮可以镇痛、退烧。公元前5世纪,"西方医学之父"希波克拉底记述了从柳树皮提取的苦味粉末可用来止痛、退烧。此后,这种柳树皮提取物被收入历代药典。

随着有机化学的发展,科学家发现柳树皮中的有效成分主要是水杨苷(salicin),名称来自白柳的拉丁文名 Salix alba。1820年代,水杨苷被成功地提取出来,它有苦味,又有酸味,因而被称为水杨酸(salicylic acid)。但是,水杨酸作为药物并不理想,它有一种味道,让人很难下咽,而且它对胃的刺激很大,许多病人甚至认为, 它比病症本身更令人难以忍受。1897年,德国拜耳公司的化学家霍夫曼在水杨酸分子上加了一个乙酰基,制成乙酰水扬酸,这既保持了药效,又大大降低了原先水杨酸的刺激作用。

1899年,拜耳公司决定将乙酰水杨酸投入市场,并正式命名为"阿司匹林"(aspirin)。其中,a指乙酰基(acetyl),spir 来自水杨酸的另一种来源灌木绣线菊(spirea),in 是当时药名的常用结尾。当时拜耳公司给3万多名医生发去了阿司匹林的宣传资料,终于使它成了当时临床上最著名的、使用最广的药物。

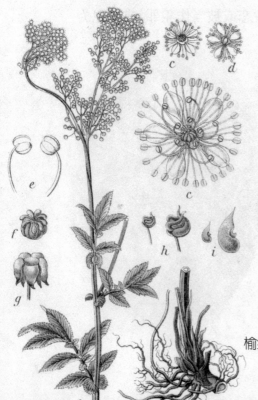

榆绣线菊(*Spirea ulmaria*)Ⓦ

1900 年
弗洛伊德《梦的解析》出版

人为什么会做梦？梦中的情境为什么常常荒诞离奇？梦究竟有何意义？梦的原动力何在……数千年来，这一系列盘旋在人类脑海中的问题，最终由弗洛伊德第一次给出了科学的分析和解释。

弗洛伊德青年时就显示了出类拔萃的才华。1881年，他在维也纳大学获得医学学位。随后，他在自己开设的精神病诊所行医，同时致力于生理学研究。

1900年，人到中年的弗洛伊德出版了惊世骇俗的著作——《梦的解析》。这本书分为六大部分：对儿童的梦的研究；探讨梦的检查作用；探讨梦的象征作用；分析梦的运作；举例分析几个真实梦境；梦的作用在于满足愿望。全书以天才的、令人惊叹的开创精神告诉充满疑惑的人们：梦是一个人与自己内心的真实对话，是自己向自己学习的过程，是另外一次与自己息息相关的人生。在隐秘的梦境所看见、所感觉到的一切，呼吸、眼泪、痛苦以及欢乐，并不是没有意义的。弗洛伊德还认为，人在清醒的意识下面，还有一个潜在的心理活动在进行着，这种观点就是著名的潜意识理论。

不过，由于其中的理论多为弗洛伊德自己在治疗一些精神病人时通过感性经验进行的总结，没有理论数据的支持，此外，那个时代的心理学家对于弗洛伊德将从个别精神病人的案例所得的结论普遍套用于正常人身上的做法难以接受，所以，这本书刚出版时受到了冷落和责难。但是，最终人们还是发现了它的伟大价值，该书在弗洛伊德生前就再版了8次，先后被译成多种文字，经久不衰。书中弗洛伊德的精神分析理论，包括许多对文学、生活、教育等领域有启示性的观点影响了整个20世纪的人类文明。

弗洛伊德Ⓦ

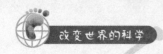

1901—1937 年
发现过敏现象和抗过敏药物

过敏亦称"变态反应"，是机体受同一抗原物质再次刺激后，发生的一种异常的或病理性免疫反应，表现为组织损伤或生理功能紊乱。引起过敏的抗原物质称为"过敏原"，如花粉、毛皮、尘螨、寄生虫、异种血清蛋白、异体组织细胞、药物（如青霉素、磺胺、非那西汀等）、生漆等。

临床上常见的变态反应有：全身变态反应（如青霉素过敏性休克），呼吸道变态反应（如支气管哮喘、过敏性鼻炎），消化道变态反应（如食物过敏症），皮肤变态反应（如荨麻疹、接触性皮炎），传染性变态反应（如结核病），其他如异体皮肤、器官移植引起的排异反应等。

里歇Ⓦ

过敏反应是法国生理学家里歇发现的。里歇的研究领域包括生理学、生物化学、细菌学、实验病理学、医学统计学、心理学等。他在医学方面有许多贡献，例如他阐明了恒温动物的体温调节机制以及消化过程中的反射作用，发现胃液的主要成分是盐酸，还将抗血清用于临床治疗等。

里歇最重要的贡献是对过敏反应的研究，并因此获得1913年诺贝尔生理学医学奖。早在1887年，里歇就萌生了制造免疫血清的想法，即给动物注射一种特殊物质，使它对这种物质产生对应的解毒物质（注入物质称为"抗原"，产生的对应物质称为"抗体"）。如果抗原是细菌或细菌毒素，则产生的抗体可以防止动物以后再受感染。如果给人注射含有抗体的血清，则可以使人体产生对相应疾病的免疫力。里歇曾尝试研制结核病的免疫血清，但没能成功。

里歇沿着这个方向继续研究，他发现，有时第二次给予实验动物同样抗原时，能使其产生致命的休克反应。这时所产生的抗体非但

博韦Ⓦ

不能保护机体,反而因为引起太过强烈的免疫反应而摧毁器官组织。1902年,里歇将这种现象命名为"过敏现象",英文中的过敏反应ana-phylaxis取自希腊语中ana(抵抗)和phylaxis(保护)二词。 1906年,他又将这类反应命名为"变态反应"。对于"变态反应"症状的科学研究是从里歇开始的。

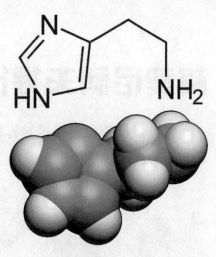

组胺分子ⓦ

那么,一旦过敏,要怎么治疗呢? 最初的抗过敏药是一类抗组胺药物,由意大利药物学家博韦发明。

1937年,博韦发现了一些化合物,能对抗、缓解变态反应的不适症状,如鼻塞、流涕。这些过敏症状被认为是体内产生的一种叫组胺的化合物所引起的,用抗组胺药,能对抗组胺的作用,缓解组胺引起的不适症状。此后,又有多种抗组胺药物被发现。博韦因发现并合成抗组胺、箭毒等药物,获得1957年诺贝尔生理学医学奖。

不过,变态反应是个复杂的病理过程,过敏时,体内除产生组胺外,还同时释放其他活性物质,不同过敏反应所释放的活性物质的质和量也不尽相同,因而抗组胺药物并不能治疗所有过敏性疾病。

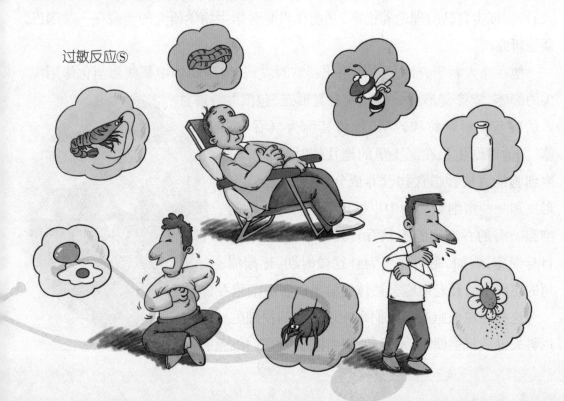

过敏反应Ⓢ

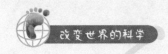

1901年
梅契尼科夫提出免疫机制的细胞理论

免疫是机体免疫系统对异物或抗原性物质进行非特异性或特异性识别、排斥和清除的一种生物学功能。

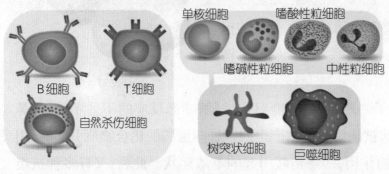

各种免疫细胞⊙

免疫系统是人体的免疫防御机构,包括免疫组织和器官(骨髓、胸腺、脾脏、淋巴结)、免疫细胞(单核细胞、巨噬细胞、中性粒细胞、嗜酸性粒细胞、嗜碱性粒细胞、淋巴细胞等)。淋巴细胞可增殖分化为具有细胞免疫作用的"T细胞"和具有体液免疫作用的"B细胞"。

俄国动物学家、微生物学家梅契尼科夫是细胞免疫学的提出者。他起初从事比较胚胎学研究,后去意大利建立私人实验室,从事海洋动物学研究。为了深入研究、证实自己的理论和推断,又前往当时医学生物学研究的圣殿——法国巴斯德研究所。

他在意大利研究海星幼体消化器官时发现,海星幼体中某些与消化作用无关的细胞,能像变形虫一样改变自身形态,包围并吞噬注入的靛蓝染料颗粒和碎屑,他将其称为"(吞)噬细胞"。他解剖生长在泥土里的地片蛭时,发现其肠内细胞能直接吞噬食物营养成分。接着,他在变形虫和一些多细胞动物中也发现了能吞噬食物的细胞。有的吞噬细胞不只吞食外来物,还能吞食自身细胞,例如,蝌蚪在变为蛙这段时期,逐渐缩短的尾部中的衰老细胞会被体内游走的吞噬细胞吞食。

这些吞噬细胞就是人们现在所熟悉的白细胞。梅契尼科夫继续观察海星、水蚤等多种生物,发现白细胞有治

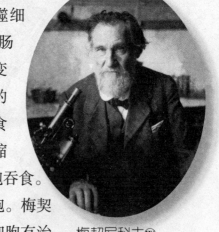

梅契尼科夫Ⓦ

疗创伤和抗御外来物质的作用,认为这些细胞与高等动物炎症反应中脓细胞的功能很相似。他在显微镜下观察被各种微生物感染的生物时,发现白细胞正在攻击、摄入并似乎消化着入侵者。他形象地把白细胞与致病微生物比作正在作战的两方军队。如果致病微生物数量不多,就会被白细胞消灭掉;如果致病微生物数量过多,白细胞不能将它们全部杀死,机体就会染病甚至死亡。

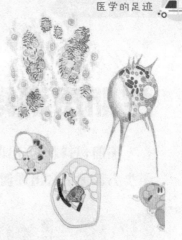

梅契尼科夫绘制的免疫机制的细胞理论图Ⓟ

梅契尼科夫建立的吞噬细胞理论使整个医学界震动,反应不一,既得到了学界泰斗巴斯德的肯定,也遭到了来自多方的非议。他不为反对的声音所左右,再接再厉,于1901年在《传染病的免疫教程》中系统地阐述了自己的观点,即吞噬细胞具有清除微生物或其他异物的功能,有抗病和灭菌的作用,是大多数动物(包括人)抵制急性感染的第一道防线。白细胞在机体的炎症发生过程中有防御作用。

梅契尼科夫被公认为免疫机制细胞理论学派的创始人。他和体液理论学派的埃尔利希因为对免疫学作出的重要贡献,共同获得1908年诺贝尔生理学医学奖。梅契尼科夫获奖后,感慨道:"如果你因某种原因而减少了与社会的联系,一心一意地在自己的实验室中从事研究工作,那么你也许就能获得诺贝尔奖。"

梅契尼科夫由于对沙皇统治不满,受到迫害而被迫出走国外。获得诺贝尔奖后他心系家乡,准备回俄报效祖国。可途中得到消息,母亲已被迫害致死,妹妹一家也受株连。梅契尼科夫大失所望,返回巴黎。1913年,他因郁郁寡欢而患病,1916年客死巴黎,但他仍心系祖国,至死保留俄国国籍。

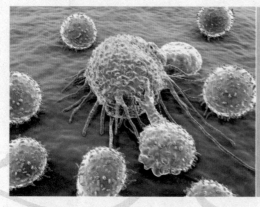

淋巴细胞(蓝色)捕捉癌细胞(黄色)Ⓨ

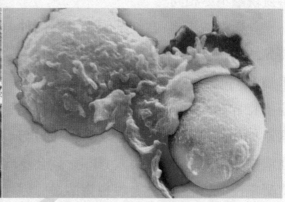

白细胞吞噬酵母(右方黄色细胞)Ⓒ

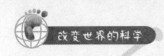

1902 年
兰斯泰讷发现人的 ABO 血型

输血,对救治大出血病人非常重要,但在以前,输血是一件很危险的事,因为不少人输血后会出现血液凝集以及溶血反应,加速了死亡。这是怎么回事呢?

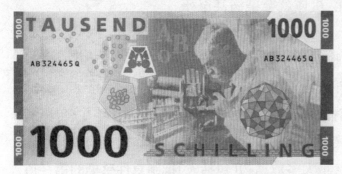

奥地利货币上纪念兰斯泰讷发现血型ⓦ

对于这个问题,许多科学家和医生都在思索,奥地利医生兰斯泰讷就是其中的一位,他夜以继日,甚至吃饭睡觉的时候也在思考。

1900 年的一天,兰斯泰讷在家弹奏钢琴,突然想到,可能是病人接受的血液有问题呢? 当时的人们认为所有人的血液都是相同的,但是如果并非如此呢? 他为自己的想法而兴奋。第二天,他就开始着手验证自己的想法。他采集了 22 名同事的血样,进行试验,观察哪些人的血液能安全混合而不凝集。通过显微镜观察,他发现有些人的血液一混合就凝集,有的却始终不会凝集。于是,他将 22 份血样实验的凝集结果填写在一个表格中,通过仔细分析这份表格,他有了重大的发现。他将这些血样分为几个类型,命名为 A、B、O 三种,不同类型的血液混合在一起,凝血、溶血现象不尽相同。

兰斯泰讷指出:在红细胞膜上有两种特异结构(抗原),A 凝集原和 B 凝集原,可单独或同时存在。在血清中也有两种对应的特异结构(抗体),A 凝集素和 B 凝集素。如果红细胞膜上的抗原(凝集原)与血清中相应的抗体(凝集素)相遇,就会产生凝集反应,输血时就会表现为溶血。因此,如果在临床输血时血型混用,就会危

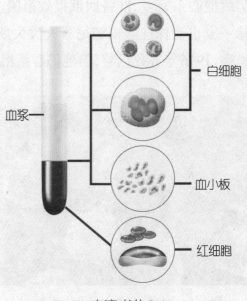

白细胞

血浆 ——

血小板

红细胞

血液成分ⓒ

及受血病人的生命。

1902年，他的两名学生邓肯和赫兹菲尔德，把实验范围扩大到155人，发现除了A、B、O三种血型外，还存在着第四种血型，即后来被称为"AB型"的血型。1927年，经国际会议讨论，决定采用兰斯泰讷原定的字母命名，确定血型有A、B、AB、O四种类型。至此，现代血型系统理论正式确立。

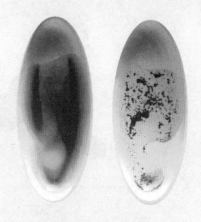

血型诊断时凝集状态（右）和不凝集状态（左）Ⓨ

但是，兰斯泰讷在临床实践中发现，输同型血后，偶尔还会发生溶血现象。为此，兰斯泰讷辗转来到了美国洛克菲勒医学研究所继续研究。1927年后，他与美国免疫学家列文、维也纳和斯泰森三人合作研究，发现了血液中其他多种因子。1940年，他们发现了恒河猴因子(Rh因子)，从而比较科学、完整地解释了多次输同型血发生溶血反应和新生儿溶血症的问题。兰斯泰讷对人类血型研究作出的杰出贡献，不仅为安全输血提供科学的理论基础，而且对免疫学、遗传学、法医学的发展具有重大意义。

由于在血型研究中贡献卓越，兰斯泰讷获得了1930年诺贝尔生理学医学奖。2001年，世界卫生组织、红十字会、红新月会等宣布，将兰斯泰讷的生日6月14日定为"世界献血者日"，以纪念这位对输血技术的发明和推广应用作出巨大贡献的科学家。

兰斯泰讷1902年发现了人类的4种血型，但直到28年后诺贝尔奖委员会才将生理学医学奖授予他，这是为什么呢？因为，20世纪初，人们还难以接受兰斯泰讷的血型理论，为了减少科学家之间的争论，诺贝尔奖委员会采取了延迟授奖的办法。除了兰斯泰讷以外，后来也有不少科学家经历了超长的等待期，让时间来证实其理论的科学性、正确性。

人类除了ABO血型系统外，还有

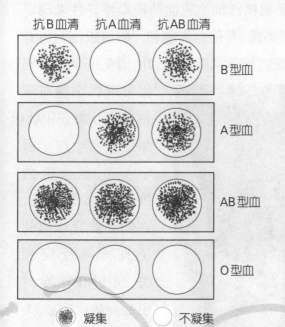

血型诊断　圆孔中放入待检测的血液样本，以及抗血清，根据凝集情况诊断血型。Ⓢ

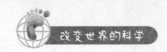
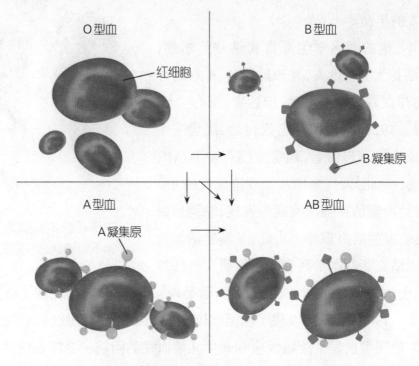

O型血

红细胞

B型血

B凝集原

A型血

A凝集原

AB型血

红细胞上的凝集原及输血方向Ⓨ

很多其他血型系统,如 Rh 系统等。它们的抗原性较弱,并且在血清中没有天然的抗体,因此临床意义不如 ABO 系统重要。

上述血型指的都是红细胞的血型,是根据红细胞表面的抗原特异性来确定的。近年又发现,不但红细胞有多种血型系统,其他血细胞和一般组织细胞也有"血型"。如白细胞的 HLA 系统(美国免疫遗传学家斯内尔和法国免疫学家多塞因发现白细胞血型系统,而荣获 1980 年诺贝尔生理学医学奖),血小板的 PI、Zw、Ko 等系统。它们与器官移植的免疫排异反应相关,并可在输血时引起发热反应。

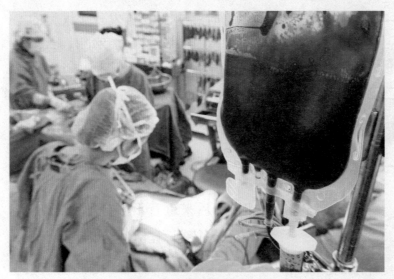

手术中输血Ⓨ

1902 年
斯塔林和贝利斯发现促胰液素

激素又称荷尔蒙，其英文 hormone 来自希腊文 chormone，原意是"奋起活动"。激素的发现，也是一个值得讲述的故事。

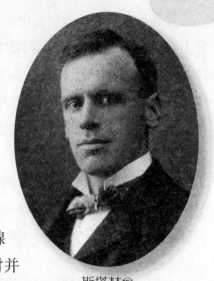

斯塔林W

19世纪末，俄国科学家、条件反射学说创立者巴甫洛夫发现，如果把稀盐酸灌进狗的十二指肠，胰腺就会分泌消化液。他认为，这是一种由神经控制的反应，即神经反射。可当他切断一切他可以想到的神经后，十二指肠遇上稀盐酸时胰腺仍然分泌胰液。这实际上已经证明了，神经反射并不是使胰液分泌增加的原因。不过，巴甫洛夫还是坚持胰液的分泌是由一种神经反射支配调节的，只是支配这种反射的神经很"顽固"，他无法切断而已。

幸好，世上总存在不迷信权威的人。1902 年 1 月，英国生理学家斯塔林和贝利斯偶尔阅读到一篇法国科学家的论文，提到在小肠和胰腺之间那个"顽固"的局部反射。他们很感兴趣，立即用狗进行了实验，果然证实，将切除神经组织的小肠襻置于盐酸溶液后，的确能引起胰液的分泌。于是，他俩大胆地跳出"神经反射"这个传统概念的框框，设想这可能是一个新现象——"化学反射"。也就是说，在盐酸的作用下，小肠黏膜可能产生一种化学物质，当它被吸收入血液后，随着血流运送到胰腺，引起胰液的分泌。

为了证实上述设想，斯塔林把上述那条狗的另一段空肠剪下来，刮下黏膜，加砂子和稀盐酸研碎，再把浸液中和、过滤，做成粗提取液，注回同一条狗的静脉中。结果引起了比前面切除神经

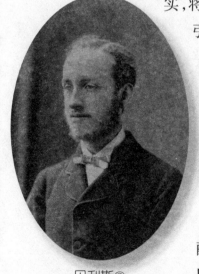

贝利斯①

的小肠浸入盐酸更显著的胰液分泌,证实了他俩的想法。一种刺激胰液分泌的化学物质被发现了,这种物质被命名为促胰液素。他们采纳了同事哈代的建议,于1905年创造了"hormone"一词,即"激素",促胰液素成为世界上第一种被发现的激素。

现在人们知道,激素是由内分泌器官的细胞合成或分泌的,如胰腺、甲状腺、肾上腺、卵巢、睾丸、垂体等,能将一定的化学信息传递到靶细胞,并产生具有生物效应的极微量化学物质。与瞬息万变的大脑所发出的电流相比,大多数激素的调控作用比较缓慢,控制着人体生长发育和青春期发育这些比较缓慢的生物化学反应的长期进程。大多数激素的作用是改变人体内这些生物化学反应过程的速度,而不是引起这些反应。

截至目前,已发现的人体激素达五六十种,每种又常常有几种分子大小不等的形式,如果再加上其代谢物和大量人工合成的类似物,那么激素的总数可达数千种之多。激素的发现,使人们更深刻、更全面地认识人体自身。

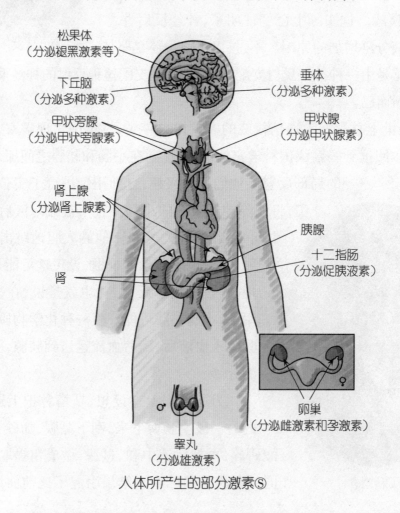

松果体
(分泌褪黑激素等)

下丘脑
(分泌多种激素)

垂体
(分泌多种激素)

甲状旁腺
(分泌甲状旁腺素)

甲状腺
(分泌甲状腺素)

肾上腺
(分泌肾上腺素)

胰腺

十二指肠
(分泌促胰液素)

肾

卵巢
(分泌雌激素和孕激素)

睾丸
(分泌雄激素)

人体所产生的部分激素⑤

1902 年

爱因托芬描述心电图

我们进行身体检查时，有时会用到"心电图"，它有什么作用？它又是怎么出现的呢？

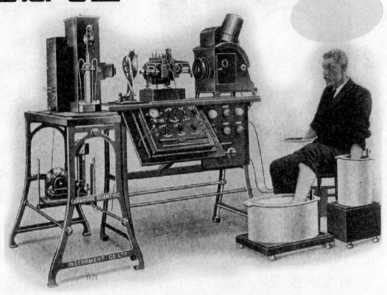

沃勒在记录人体心脏搏动的电流变化 ⓦ

1856年，德国科学家冯克利克和缪勒，偶然发现了心脏的电流活动。他们在制作有关蛙的实验材料时，先切断一只蛙的与后腿肌肉相关的神经，当他们切开另一只蛙的胸壁时，因为有事暂时离开了实验室。当他们返回时，吃惊地看到，第一只蛙的被切断了神经的肌肉与第二只蛙的心脏一起在收缩。原来他们无意中让第一只蛙切断的神经末梢掉在第二只蛙暴露的心脏表面，第二只蛙心脏的每次搏动都产生一次电流，刺激第一只蛙的神经，使其肌肉收缩。

最早记录心脏电流、完成世界上第一张心电图的是英国生理学家沃勒。他认为，可以不用打开胸腔来研究心脏电流，1887年，他用自己养的宠物狗做实验，把小狗的一只前腿和一只后腿分别放到两只盛有海水的桶里，并把一个与毛细静电计相连的电极置于实验动物体内。后来，沃勒又把自己的右手和左脚浸在两个盛有盐溶液的盆中，并与电表的两个电极相连，可以看到水银柱随着心脏的搏动上下浮动。当心脏搏动并放电时，产生的表面张力使玻璃管中的水银柱高度上下浮动，这种变化被记录在一张感光纸上。就这样沃勒成功地记录了人体心脏搏动时的电流变化。但是，他始终没有意识到，他的观察

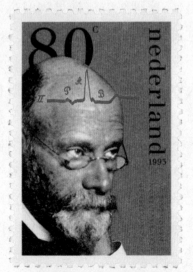

纪念爱因托芬的邮票①

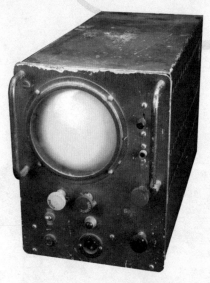

1940年代的心电图监测器①

结果对临床的巨大潜在价值。

抓住这一险些失之交臂的机遇的,是荷兰莱顿大学生理学家爱因托芬。爱因托芬1885年获医学博士学位。他的老师将多年研究的资料交给他,希望他继续心脏电生理方面的研究。为此他转入物理系学习一年,以掌握研究心脏电流问题所必需的电学知识。

受物理学发展的限制,当时还没有仪器能放大微小的生物电流,使之清晰可辨,但爱因托芬想到了一种数学矫正方法,使电流记录图形变得清楚,但这种繁琐的方法并不适合临床应用。爱因托芬还注意到,当时记录系统的缺陷会使结果出现误差,如水银柱敏感性有差异;此外,这种仪器对震动极为敏感,马车经过而产生的轻微震动也会影响其记录的准确性。爱因托芬为此在室内挖了一个三四米深的洞穴,将仪器安置在洞内一个稳固的基座上,但收效甚微。多种影响造成原始的"心电图"记录结果并不准确,但爱因托芬一直努力探索,希望能提高其精确性。

经过6年的努力,1901年,爱因托芬成功地制成了一种线电流计,用一根敏感的导线通过磁场传导心脏的微弱电流。爱因托芬设计的电流计是一个庞大的装置,重272千克,占2个房间,需5个人操作。

但是,这种线电流计是当时最敏感的电流测量计。1902年11月18日,这个仪器记录下第一张真正意义上的人体心电图,图形稳定,波形相对清晰。为了与以前的图形区别,他将记录下的心电图几个波形分别标记为P、Q、R、S、T波,第二年,又在T波后记录到另一个波形,取名为U波,这些命名一直沿用至今。心电图的问世,对心律失常、心电活动的形成、心脏特殊传导系统的深入研究成为可

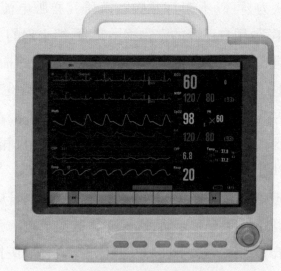

现代心电图监测器②

能,起到了决定性作用。

1903年,爱因托芬将自己的研究成果公布,发表了名为《一种新的电流计》的论文,引起很大反响,获得广泛认可。为了演示心电图的临床作用,爱因托芬通过地下电话线把心电图记录仪器与1.6千米外的校医院连接起来,信号从病床那边传出,而他在校医院接收心电图,并对心脏的病理状况作系统分析。1911年,爱因托芬与英国剑桥科学仪器公司达成共同研发的协议。公司对爱因托芬的仪器重新进行了设计,体积大大下降,成为台式仪器。1913年,英国内科医生刘易斯出版心电图教科书,阐述了心律失常及传导异常的心电图变化。到1925年,美国已总共装备了459台心电图仪,广泛应用于临床。

心电图记录仪的出现为心脏病的诊断提供了重要手段。鉴于爱因托芬发现心电图机制的重要贡献,1924年,他被授予诺贝尔生理学医学奖。

如今,心电图已经很常见了。正常人典型的体表心电图由P波、QRS波、T波、U波、PR间期、QT间期、ST段组成,代表心脏不同的活动状态。目前,所用的心电图记录纸,均由横线和纵线画出长和宽为1毫米的小方格,当心电图的灵敏度和走纸速度分别设置为1毫伏/厘米和25毫米/秒时,纵向每小格代表0.1毫伏,横向每小格代表0.04秒,可在记录纸上读出心电图各波和间期的变化。医生可以根据心电图判断心脏活动是否正常、异常的部分和原因。

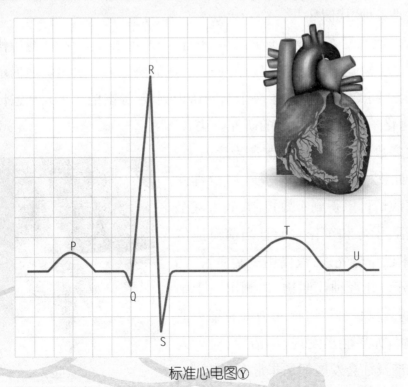

标准心电图ⓨ

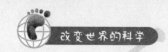

1909年
加罗德《遗传代谢性疾病》出版

加罗德是英国伦敦著名的内科医生。他谙熟当时刚刚兴起的生物化学和处于萌芽时期的遗传学,并率先提出遗传缺陷导致遗传性疾病的观点。

加罗德⊙

1896年,加罗德在临床工作中,先后遇到了黑尿症等特殊的病症。为了解释这类疾病的病因,加罗德开始研究。加罗德发现,黑尿症在普通人群中发病率极低,但在第一代病人堂兄妹(或堂姐弟)婚姻的后代中则相当常见。在深入研究后,加罗德推断,黑尿症不是通常人们认为的细菌感染性疾病,而是一种先天性失调病症。他认为:黑尿症病人的患病现象,验证了孟德尔通过豌豆实验于1865年提出的隐性遗传的疾病模式。加罗德猜测,遗传缺陷使黑尿症病人体内不能产生一种特殊的酶,因而无法将代谢物质尿黑酸转变成其他物质,尿黑酸不断积累,结果导致尿液排出遇到空气后变成黑色,这是一种"代谢病"。

1908年,加罗德发表了他的研究结果,并于1909年出版了专著《遗传代谢性疾病》,提出"遗传缺陷导致遗传疾病"的观点。他的研究第一次明确地揭示了某些疾病和基因之间的关系,开辟了一个新的认识领域,提出把正常人和遗传性异常病人的生物化学功能加以比较的研究方法。

目前,大多数遗传代谢病以饮食治疗为主,有一些疾病如果对症补充相应物质、减少毒性代谢物积累,病情可以得到有效控制,病人甚至能正常地生活、学习和工作。而且当前对遗传病的检测技术已十分先进,只要用一滴血,在几分钟内就可分析几百种代谢物,检测出三十余种遗传代谢病。我国每年约有50万儿童罹患遗传代谢性疾病,如果能早发现、早治疗,对个人健康、家庭和谐及社会发展都是非常有利的。

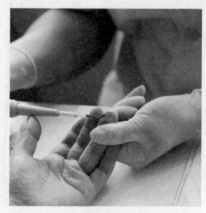

验血⊙

1910年
埃尔利希发现"606"

长期以来,感染性疾病一直是威胁人类健康的主要疾病。19世纪后半叶,各种引起疾病的微生物和寄生虫陆续被发现,寻找能杀灭这些病原体的药物已成为当务之急。在这方面,德国医学家埃尔利希作出了突出贡献。

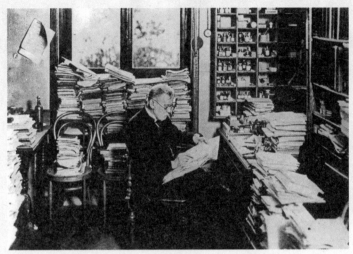

埃尔利希Ⓦ

埃尔利希从小立志学医,24岁获得莱比锡大学医学博士学位。1882年,他担任著名细菌学家科赫的助手。一次,科赫给细菌染色后发现细菌被杀灭,感到有些遗憾,而埃尔利希却向科赫提出"药物加到染料里,让细菌在染色的同时被杀死"这一大胆的设想。科赫大为震惊,觉得埃尔利希后生可畏,将来必成大器。

埃尔利希早年从事细胞、组织染色法研究,他发现染料对不同细胞和组织具有选择性染色的特性,由此想到不同细胞、组织可能具有不同的化学亲和力,他据此提出侧链理论。埃尔利希认为,抗原具有结合基或称"侧链"——"结合簇"。1897年,他推想细胞受到抗原(毒素)作用后,产生大量的受体,受体从细胞上脱落下来到达血液中,与抗原发生反应,中和毒素,从而保护机体,他把这种受体称为"抗毒素"。他认为淋巴细胞参与形成受体,多形核白细胞及巨噬细胞则起协助作用。这里的受体其实就是抗体。他定量研究毒素与抗毒素的沉淀反应,创立了免疫化学和体液免疫理论,因而被后世誉为现代免疫学的先驱,他也因此与创立细胞

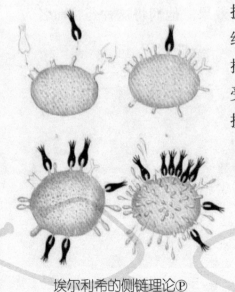

埃尔利希的侧链理论Ⓟ

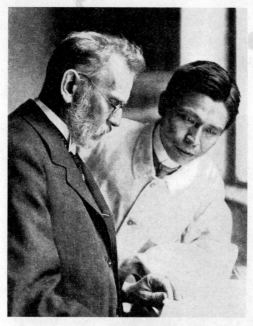

埃尔利希与日本助手秦佐八郎⑩

免疫理论的俄国医学家梅契尼科夫共获1908年诺贝尔生理学医学奖。

埃尔利希进一步思考,对于人体内不能产生的抗体,能不能在试管里制造出来呢?他考虑用合成化合物制造药物,希望找到这样一种化学药物来协助人体同疾病作斗争:专门杀灭病原微生物而不损伤人体,他称之为"魔弹"。

他从不同的染料对不同的细菌有不同的亲和力入手,寻找对细菌有亲和力并能杀死细菌而不伤害人体组织的染料,在研究中把细胞特异染色法和合成化学治疗学的知识结合起来。1902年,法国学者拉弗兰和梅斯尼尔发现,一种名为砷化钾的化合物注入感染了锥虫的小鼠,可消灭血液中的锥虫。遗憾的是,他们浅尝辄止,没有继续深入研究。1904年,埃尔利希与日本细菌学家志贺洁发现,一种被他们称为"锥虫红"(一种砷苯化合物)的染料能治疗患有锥虫病的小鼠,但同时会损伤视神经。

埃尔利希经过分析、研究,开始与日本助手秦佐八郎一起,从数千种砷苯化合物中筛选药物。经过4年努力,1909年,当他们试验编号为606的黄色粉末时,终于发现一种有效物质——"肿凡纳明",对锥虫病小鼠有很好的疗效。他们将"606"试用于梅毒病人,发现也有很好的治疗效果。他们将这种药物命名为"洒尔佛散"(意思是"安全的砷"),商品名为"606"。1910年,埃尔利希宣布了他们的发现。后来,埃尔利希在"606"的基础上,改变其化学结构,研制出毒性更小的化学药物"914"(新肿凡纳明)。"魔弹"终于找到了,正如他自己所说:"用化学方法发现的药物尤其能对机体内的寄生虫产生作用,就像

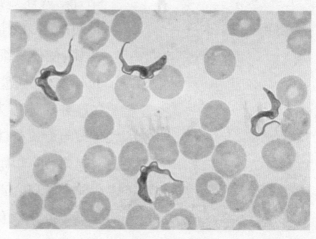

锥虫和红细胞①

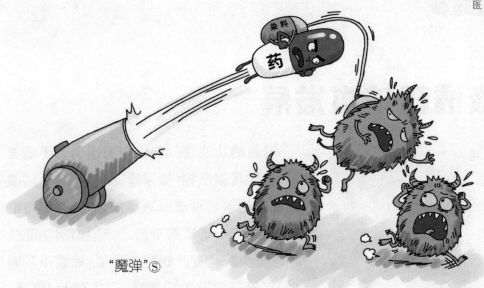

"魔弹"⑤

魔术子弹,会自动寻找攻击目标。"

"606"的发现使医学界产生极大震动,因为当时梅毒被认为是不治之症。"606"的发现和应用,成为人类应用化学疗法治疗病原微生物所致疾病的第一个重大胜利,埃尔利希的工作开辟了近代化学治疗的新纪元。从"606"开始起,用特定药物治疗特定疾病的想法吸引了越来越多的研究者,促使他们苦心孤诣为每种疾病寻找特效药,寻找新的"魔弹"。

但在人们敬仰羡慕的背后,是常人无法想象的呕心沥血的艰辛研究。埃尔利希的助手在一篇评论中写道:"没有人能想象到这么长时间的动物实验所花费的巨大工作量。人们通常以为'606'意指做了606次实验而获得成功,其实不然,它指的是实验药物的第606个配方,具体的工作量常人难以想象。唯有坚定的信心可以战胜看似不可逾越的困难。"

埃尔利希一生从事科学研究,硕果累累,名垂青史。除了获得1908年诺贝尔生理学医学奖外,他还于1912年、1913年连续两年获得诺贝尔生理学医学奖提名。埃尔利希的成功一定程度上得益于他富于想象力的头脑,他曾说:"我有一个看来能构想三维化学的头脑……这一能力对我极为有用……有时我能预见从事系统研究的化学家需要多年之后才能认识到的东西。"

当然,他的成功更要归功于他的勤奋谦虚与坚持不懈。这位身材矮小敦实、不起眼的科学家,在实验室里一待就是好几个小时,忙起来常常忘记吃饭睡觉。每当有一个想法或观察到一个新现象,他就会赶紧在他可拆卸的袖口上写下来。有时为了提醒自己某件重要的事情,他甚至会给自己发一张明信片。难能可贵的是,身为科学巨匠,他很谦逊,从不独揽工作成果,总是和助手一起署名。

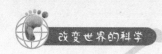

1913—1943年
血液透析技术发展

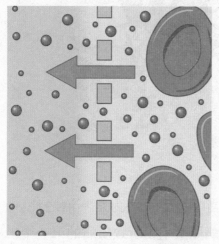

透析原理　血细胞不能通过透析膜，小分子可能通过透析膜进入左边的溶液。ⓒ

肾脏的功能是从血液中滤出人体不需要的蛋白质代谢产物（如尿素、肌酐、尿酸、磷酸盐、硫酸盐等），形成尿液排出体外，并参与调节体内水和电解质的平衡。一旦肾脏功能受损，血液中的代谢产物就会增多，如果不及时采取措施就会发生尿毒症，产生恶心、呕吐、水肿、高血压、昏迷等一系列症状，直至死亡。

那么，尿毒症如何治疗呢？我们通常想到的是修复肾功能，但是，如果肾脏功能出现不可逆的损害，就只能通过人工的方法来代替肾脏的功能，即人工过滤血液，通过透析将血液中的废物排出体外。

19世纪，苏格兰化学家格雷厄姆发现涂有鸡蛋清的羊皮纸可以让晶体物质通过并弥散到血液中，第一次提出"透析"的概念，这张羊皮纸可称得上历史上第一种透析膜。1912年，美国药理学家埃布尔在研究血液成分时，需要一种设备，从血液中提取这些成分。1913年，他与同事一起，制造了第一个有透析功能的机器。原理是让血液从浸泡于葡萄糖盐溶液的火棉管中循环通过，尿素及其他代谢废物进入溶液中，氧则进入血液。埃布尔称这一方法为"活体扩散法"，并用兔子和狗进行了试验。

早年透析技术遇到的主要问题是血液在透析管中流动时出现凝结。当时，埃布尔使用了从水蛭体内提取的抗凝血剂水蛭素，来预防血液凝结造成的血管栓塞。后来，科学

肝素分子ⓦ

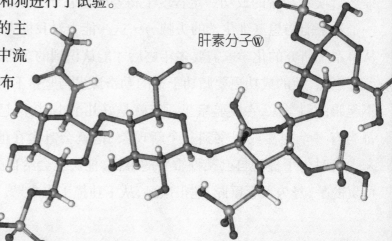

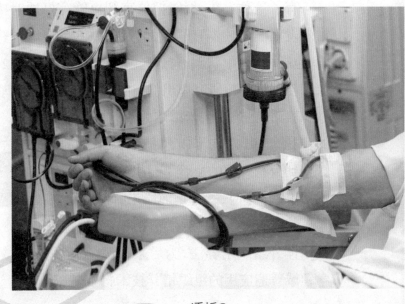

科尔夫①

家发现肝素有很好的抗凝效果，于是将其广泛应用于临床。

透析技术面临的另一个难题是很难获得性能良好、易于制造的透析膜。1920年代—1930年代，醋酸纤维素膜出现了，最终成为制造透析装置的基本材料。醋酸纤维膜的发明、肝素的提纯，为血液透析奠定了物质基础。

第二次世界大战期间，荷兰医学家科尔夫设计了一个装置系统，让病人的血液流经透析管或铺开的透析薄膜上，管子的外表面或薄膜的底部浸在透析液中。当管子里外或薄膜两边物质浓度有差异时，小分子物质就会通过薄膜或管壁顺着浓度差渗透至另一边。例如，血液中含有尿素而透析液中没有，当血液流过管子或薄膜时，血液中的尿素就会渗透到透析液中去。通过改变透析液的组成或进行其他调节，可以把各种代谢产物排出病人的体外，替代正常肾脏的功能。后来，科尔夫将醋酸纤维管绕于圆锥形鼓上，管道两端接出，可与人体相连，并使锥形鼓在透析液水浴中滚动，这就是最早的人工肾装置。

1943年，科尔夫第一次将这种人工肾应用于临床，遗憾的是，没有成功。1945年，一位67岁因尿毒症昏迷的妇女，在用人工肾透析后，恢复了意识，并继续生存了7年。应用人工肾进行血液透析终于成功了。

第二次世界大战后，血液透析技术迅速发展，各种各样更先进的透析器取代了这种滚动式人工肾，但万变不离其宗，透析的基本原理没有改变。数百万人得益于此，延长了生命，并保持相对正常的生活。

透析Ⓨ

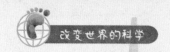
1914年

卡雷尔在狗身上施行首例心脏手术

心脏是身体最勤勉的器官之一，从胎儿成型的第一个月起，就开始不知疲倦地跳动，向全身输送生命之血。心脏一旦出了问题，人就无法健康生活。于是人们从很早起就在思考，能不能给心脏做个手术，甚至换个新的心脏呢？

手术缝合工具Y

这个想法，直到20世纪初，才由法国外科医生卡雷尔初步实现。

卡雷尔1873年出生于法国里昂一个商人家庭，从小丧父。1886年，13岁的他考入里昂大学文学院。取得文学学士学位后，他回家乡教书。不久，他的一名学生患了重病，看着学生忍受病痛而日渐衰弱，自己却无能为力，卡雷尔深受触动，决定弃文从医。他重回里昂大学攻读医学，1900年取得博士学位后在里昂医院研究医学，同时在里昂大学教授解剖学和手术外科学，1904年赴美国继续医学生理学研究。

1902年，卡雷尔创造了名为"三线缝合"的新血管缝合法，不仅解决了器官的供血问题，还可避免血管组织残留在血管腔内。这种方法至今还常被使用。

有了这种方法，就能把器官和血管完好地对接、缝合在一起了。1908年，卡雷尔发明了整体器官移植的方法，并在此基础上进行了一系列动物器官移植试验，包括血管、甲状腺、肾、肾上腺等的移植。1912年，卡雷尔因对血管缝合术和血管与器官移植研究作出的贡献，获得诺贝尔生理学医学奖。

获诺贝尔奖后，卡雷尔并没有停止前进的步伐。1914年，卡雷尔把一只小狗的心脏接到大狗颈部的血管上，结果小狗的心脏跳动了2个小时，这可是前所未有的成功。

其实，卡雷尔的贡献不止于此，他还首创了体外组织培养法，为后来在医学、生物学领域普遍应用的组织培养技术打下基础。

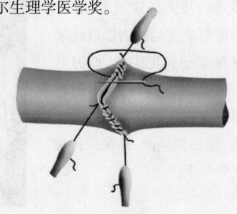

三线缝合G

1918 年
全球性大流感暴发

　　"流感"（influenza）一词第一次出现，是在1580年意大利佛罗伦萨的一次疾病大流行期间。该词在意大利语中的意思是"影响"，当时认为这种疾病是天上星星影响所致。流感虽然连年不断，但人们似乎并没有觉得流感比其他疾病更可怕，直到1918年全球性流感暴发，人们才认识到流感疫情的恐怖。

　　1918年的大流感是迄今为止世界范围内最具破坏力的一次流感大流行，全球半数以上的人感染，死亡人数2000万—5000万。当时，第一次世界大战造成约1000万军人及1100万平民死亡。在战火纷飞、硝烟弥漫的1918年，战争促进了流感的传播，全球性流感大流行造成的死亡人数比因战争死亡的人数还要多。美国人的平均预期寿命在这次流感后下降了10岁。

　　1918年3月，流感首先发生在美国堪萨斯州莱利堡的一个军营内。一天早上，伙夫吉切尔来驻地医院就诊，他感到发热、咽痛及全身酸痛。两分钟后，又有一名相同症状的士兵入院。到中午，医院累计收治了107名有类似症状的患者。到周末，共计522名士兵出现了相似症状，当时诊断为流感。莱利堡军营流感持续了5周，1127名士兵被感染，其中46人死亡，死亡原因大多是继发性肺炎。当时第一次世界大战尚未结束，所以此次流感疫情并没有引起美国军方的注意。但不久，更大的疫情出现了，流感蔓延至美国其他军营和世界各地。

　　5月，美国第89师和92师官兵结束了在莱利堡的军事训练，登船起程前往大西洋彼岸的法国。不久，法国便出现流感流行，紧接着传入英国和德国，又蔓延到意大利、西班牙等国。流感似乎对西班牙"情有独钟"，短时间内造成800万西班牙人死亡。如此高的死亡

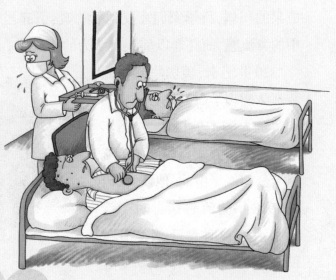

军营里许多士兵和医护人员也病倒了⑤

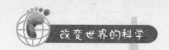

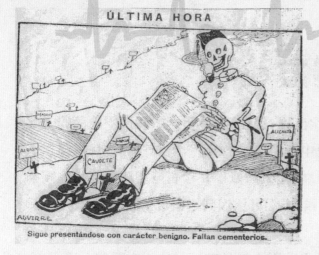

反映1918年大流感带来死亡的西班牙漫画ⓦ

率使1918年的流感以"西班牙流感"而闻名,别称"西班牙女士"。1918年9月,流感席卷欧亚大陆,并蔓延至非洲和大洋洲。第二波流感在10月袭来之时,美国费城街头横七竖八躺着很多无人认领的尸体,政府只好雇用马车在街上穿行收尸。在某一周内,美国全境共有21 000人死于流感。

恐慌的情绪在美国各大城市迅速蔓延,人们关闭了剧场、影院、舞厅、酒吧以及学校、教堂在内的所有公共场所,交易所停止交易,足球比赛停赛。政府还通过一系列法令,规定市民外出要戴口罩。

1918年的大流感夺走了英国约20万人的生命。太平洋岛国萨摩亚的居民从未接触过流感,毫无免疫力,流感使岛上1/4的人口消失。印度约1200万人死于流感,可能是受流感侵袭死亡人数最多的国家。

这次流感是怎么来的呢? 美国艾奥瓦州畜牧业局的兽医科恩报告,1918年发生在猪群中的流感症状与人流感的症状极为相似。因此,有人猜测,这次流感的源头是猪流感,病毒由猪传播到人。可惜,在20世纪初,还没有技术方法能分离出病毒以供研究,这只能是一种猜测。直到后来,随着研究手段的进步、研究成果的积累,科学家们才找到了答案:引起当年全球大流感的病毒,来源于鸟类中的禽流感,而并非以前一直认为的猪流感。研究过程颇具传奇色彩。

20世纪末,美国华盛顿武装部队病理学研究院分子病理学负责人陶本伯格认为,当年流感的传播方式与如今的禽流感十分相似。由此,他认为,研究1918年的流感病毒对于诊断和治疗现时禽流感很有帮助。于是,他启动了重新研究1918年流感病毒的项目。

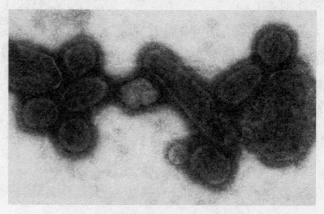

1918年流感病毒电子显微镜照片①

陶本伯格及其团队在充分保证安全的情况下，提取了两名死于1918年流感的士兵的肺部组织。旧金山的退休病理学家哈尔丁自费前往阿拉斯加，在获得许可后从集体坟墓（里面埋葬了72名死于1918年流感的成年人）中挖掘出一具女性尸体。由于坟墓位于永久冻土地带，尸体被很好地冷冻保存着。哈尔丁从女尸的肺组织中提取标

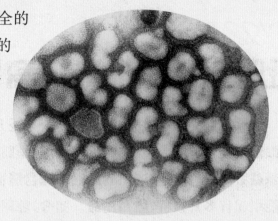

引起甲型流感的H1N1病毒电子显微镜照片①

本，寄给陶本伯格以供研究。陶本伯格又从史密森尼博物院收集到1918年和1919年死亡的鸟类样本。

通过分析比较取自人和取自鸟的病毒样本，他们证实，1918年流感病毒的源头就是禽流感病毒。整个项目历时10年，于2005年秋天完成。期间，他们还进行了病毒的变异和相应毒性的研究。后来的研究还显示，如今引起甲型流感的病毒——H1N1病毒，很可能就是由1918年流感病毒变异而来。

就这样，发生在1918年的全球流感大流行，其秘密终于在87年后真相大白。可见，探索科学的真相，需要认准方向，并且进行不懈的努力。

如今，人们已发现多种不同类型的流感病毒，它们的传播力、致病力各不相同。流感病毒疫苗接种是预防流感最有效的手段，但由于流感病毒变异频繁，疫苗接种不可能一劳永逸。

今天，在全球化的大环境下，人群分布密集，不同地区的人们交往日益频繁。疾病一旦入侵人类，便会迅速向全世界蔓延。防患于未然显得更为重要。

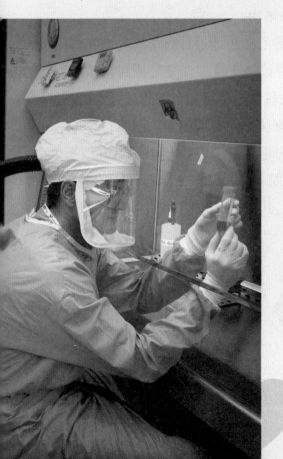

2005年美国疾病预防与控制中心的研究人员在生物安全三级加强实验室中分析1918年大流感病毒①

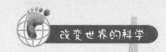

*1921*年
班廷和贝斯特分离出胰岛素

胰岛是黏附于胰脏的岛状结构,它能分泌胰岛素。这是一种激素,能够降低血液中葡萄糖的含量,同时促进糖原、脂肪、蛋白质合成。胰岛素分泌不足时,血糖就会升高,甚至排泄出的尿液中糖含量也很高,即患上所谓的糖尿病。糖尿病能引起许多并发症,危及生命。如今,糖尿病病人通常以服用降糖药物或注射胰岛素治疗糖尿病。可你知道吗,在1921年加拿大生理学家班廷和贝斯特分离出胰岛素之前,糖尿病还是不治之症。

班廷原先是一名私人医生,但病人少,几乎不能维持生计,于是到西安大略大学医学院兼职做实验助教,讲授解剖学和生理学。在备课查阅资料及实验研究中,他发现,即使胰腺细胞全部萎缩,胰腺不再分泌消化液,动物也不会患上糖尿病。班廷眼前豁然一亮:既然这种萎缩的胰腺还能防止糖尿病的发生,那么,其提取物应该能治疗糖尿病。班廷决定用狗做实验,进行结扎胰导管手术,使胰腺萎缩,再从萎缩的胰腺中提取这种内分泌物。

班廷关闭了私人诊所,搬到多伦多,专心致志地进行科学研究。在多伦多大学,他几经周折终于得到生理学家麦克劳德的支持。麦克劳德起初认为班廷的想法有些天真,因为此前许多训练有素的科学家都有相似的想法,但在设备条件远胜一筹的情况下都失败了。虽然班廷在生理学方面的知识肤浅得令他感到惊讶,但最后他还是同意在暑假期间提供一间实验室和10条实验狗,并找来2名医学院4年级的学生作为班廷的实验助手,其中一位的名字叫贝斯特,日后也将在医学史上熠熠发光。安排好这些,麦克劳德就到苏格兰度假去了。为了筹集实验经费,班廷变卖了自己所有的财产,可谓破釜沉舟。

1921年5月中旬,班廷和贝斯特开始了实验工作。2周内,10条狗中有7条

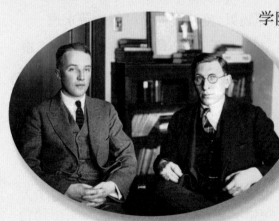

班廷(右)和贝斯特Ⓦ

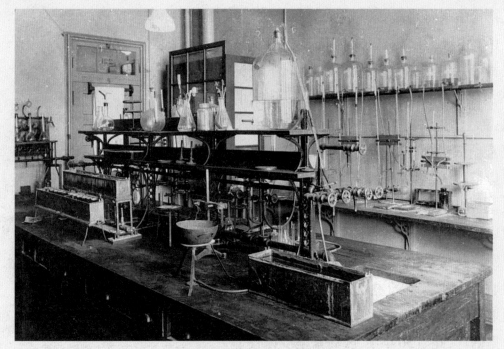

班廷和贝斯特的实验室①

在结扎胰导管或切除萎缩胰腺的手术时死亡。另一个实验助手来接替贝斯特时，看到没什么可帮忙的，就回家去了。这时，贝斯特坚持帮班廷将实验进行到底。班廷又自己掏钱买了9条狗，但在手术中又死了7条。几周后，他们终于得到一种粗制提取物，班廷将其注射于患糖尿病的实验狗身上，并每隔半小时测定血糖，2小时内，血糖浓度就从0.2%下降到0.11%。继续治疗不久，实验狗的血糖恢复正常，尿糖也消失了，身体强壮起来。班廷将这种胰腺提取物取名为"岛素"。

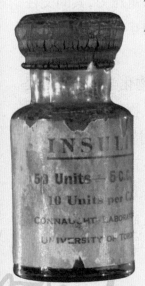

1923年生产的胰岛素①

多少年来，无数科班出身的生理学家未竟之事，竟然被两个无名之辈在一个暑假内攻克了。这是为什么呢？原来，在前人的实验中，通常都是将正常的胰腺和胰岛一起磨碎，从中提取胰岛素。在这个过程中，胰腺中含有的胰酶会把大部分胰岛素都降解掉。而在班廷的实验中，他们先进行了结扎胰导管手术，导致胰腺萎缩，萎缩的胰腺不再分泌胰酶，提纯胰岛素也就成了可能。

正当这两位年轻人改进了提取、纯化"岛素"的方法，准备用于治疗病人的试验时，麦克劳德从苏格兰结束度假回来了。他们的实验给麦克劳德留下深刻印象，他指

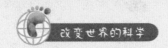

派生物化学家柯列普协助工作。

1921年12月，班廷、贝斯特、麦克劳德、柯列普等，用乙醇来提取牛胰腺"岛素"，较纯的"岛素"终于提取出来，他们沿用了前人的命名，称之为"胰岛素"。胰岛素首先在一个有严重糖尿病的儿童身上试用，结果大获成功。以后，胰岛素又用来治疗几个成年糖尿病人，也获得了良好的效果。至此，胰岛素对糖尿病的疗效已经确凿无疑。

发现胰岛素的消息轰动了全世界。为了满足临床上大批量的迫切需要，直接从牛胰腺提取胰岛素的方法很快用于大规模工业生产。据估计，此后50年中，胰岛素至少拯救了3000万糖尿病人的生命。如今，工业上通常是用经基因工程改造后的微生物来生产人胰岛素。

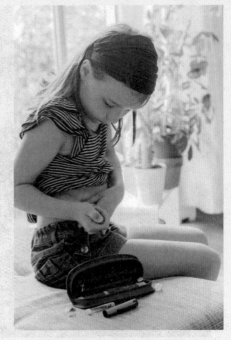

女孩在为自己注射胰岛素Ⓨ

1923年10月，班廷和麦克劳德获诺贝尔生理学医学奖。班廷宣布，将和贝斯特共同分享他获得的一半奖金。随后，麦克劳德也声称将和柯列普分享他的一部分奖金。班廷获奖时只有32岁，是当时最年轻的诺贝尔奖获得者。

班廷在发现胰岛素的过程中起到了关键作用，他的勤奋和坚持不懈，使设想变成现实。在实验研究的过程中，班廷承受着物质和精神的双重压力，其间交往多年已订婚的未婚妻也离他而去，但他和贝斯特相互鼓励、相互支持，在十分艰苦、困难的条件下，终于取得了初步成功。

其他人的协助，对这一成功来说也是必要条件。没有生物化学家柯列普提供技术，纯化提取物不可能实现；没有麦克劳德的支持，研究也无法开展。班廷是在正确的时间、正确的地点、正确的理论指导下，与正确的团队一起工作，才取得了巨大的成功。

检测血糖Ⓨ

*1923*年
卡介苗应用于人类

结核病是由结核杆菌感染引起的慢性传染病。肺结核传染性强，危害大，一度成为人类历史上最严重的疾病之一，被称为"白色瘟疫"。20世纪前，该病累计夺取了上亿人的生命。

1882年3月24日，德国细菌学家科赫在柏林生理学会宣布，结核杆菌是结核病的病原菌。科赫在研究结核杆菌的同时，还研究用结核菌素制备疫苗。由于没有进行严密的科学实验来论证，结核菌素疫苗不仅对结核病治疗无效，还使不少接受试验接种的人罹患结核病，成为试验的牺牲品。不过科赫敢于正视自己的错误，深入研究后发现结核菌素不能作为疫苗来预防接种，但可以用来检测是否感染了结核杆菌，这就是著名的OT测试。

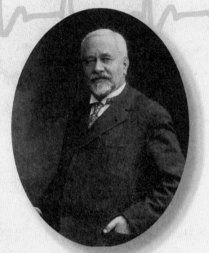

卡尔梅特◎

曾有许多学者试图用结核杆菌制成疫苗，进行接种以预防结核病。有人将结核杆菌灭活后制成疫苗，给动物接种，但毫无效果；有人从结核杆菌里提取某些蛋白质成分制成疫苗，进行动物试验，也无效；还有人用活结核杆菌给动物接种，但由于毒性太大，往往造成动物死亡。

20世纪初，法国细菌学家卡尔梅特和介朗决心寻找一种能防治结核病的方法，他们在里尔的巴斯德研究院分院里进行实验研究。他们总结了前人的经验，考虑用活结核杆菌，且设法减小毒性后，再制成疫苗进行动物试验。1907年，他们从一头结核病患牛身上，分离出一株强致病力的结核杆菌。他们把它在由马铃薯、牛胆汁、甘油制成的特制培养基中培养，每隔3周移种1次。经33代移种后，这种结核杆菌的毒性大大减弱，即便用到1毫克也不会使豚鼠死亡，而未经减毒

介朗◎

155

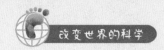

的结核菌只要0.01毫克就可使豚鼠死亡。

实验证明,卡尔梅特和介朗的思路是正确的,这极大地鼓舞了两人。他们继续对上述菌种进行移种培养。经过长达13年的努力,培养到第231代结核杆菌时,再为动物接种,结果显示这种毒力极弱的结核杆菌已不能使接种动物发生结核病了,但仍能使机体对结核病产生免疫

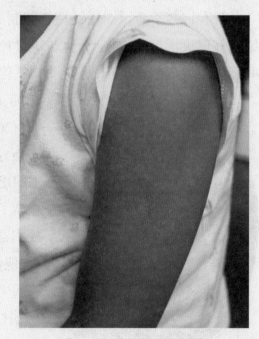

新生儿都需要注射卡介苗以预防结核病◎

力。卡尔梅特和介朗的实验终于成功了,他们找到了预防结核病的方法。

1921年,卡尔梅特和介朗制成的减毒活结核杆菌疫苗首次被应用于临床,为一名祖辈和父辈两代都患结核病的婴儿做预防接种,婴儿此后没有罹患结核病,健康成长。此后3年内,他们又进行临床接种试验300多次,证实这种减毒活结核杆菌疫苗安全可靠,预防效果明显。1924年,他们正式对外宣布这个研究成果,并用两人的姓来命名这种疫苗,中文译为"卡介苗"。

1928年,法国有116 000多名婴儿接种卡介苗。但在其他国家并未实施。直到第二次世界大战结束后,接种卡介苗才在全世界大规模推广。1937年,卡介苗在我国得以推广。1950年代后,卡介苗接种已成为全球预防结核病的重要措施之一。

接种卡介苗可使人体产生对结核杆菌的免疫力,是有效预防结核病的措施之一。虽然接种卡介苗后还是有较小的可能性会感染结核杆菌。但无论如何,卡介苗的成功研制,使肆虐了几千年的结核病得到了有效控制。

手臂上接种卡介苗留下的瘢痕(箭头所指)◎

1927年
德林克和肖发明"铁肺"

我们在影视剧中常看到,对呼吸困难的病人,医生会使用呼吸机帮助他们呼吸。那么,呼吸机是怎么发明的呢?

脊髓灰质炎也称小儿麻痹症,是因脊髓灰质炎病毒侵袭脊髓神经而导致患者机体瘫痪的疾病。身体的哪一部分瘫痪取决于哪些神经受到侵袭,更有甚者,呼吸功能也会受到影响。

我们知道,人体的呼吸是靠肺来进行的。肺没有自己的肌肉进行自主运动,主要受膈肌运动的控

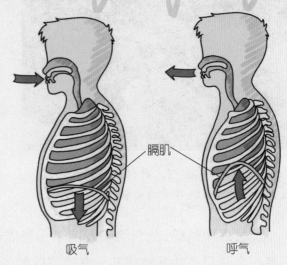

呼吸原理⑤

制。膈肌是位于胸腔和腹腔之间的一层薄薄的肌肉,当膈肌向下运动时,肺容积增大,空气被吸进来;当膈肌向上运动时,肺容积减少,废气被呼出去。控制呼吸相关肌肉的神经位于脊髓,如果受到脊髓灰质炎病毒的侵袭,病人就可能因呼吸困难而死亡。所以,20世纪初,世界各国的医学家便开始研究如何才能保证脊髓灰质炎病人正常呼吸。

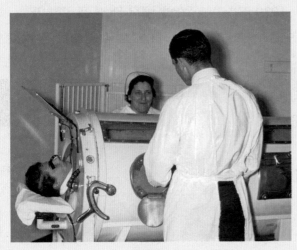

铁肺①

1927年,美国哈佛医学院研究人员德林克和肖通过研究人体肺的呼吸原理,发现空气能否有规律地进入肺部,取决于有关肌肉是否有规律地充分收缩。德林克想起1640年英国医生梅奥,曾用内装气泡的风箱做了一个模型来阐明呼吸的原理:当风箱膨胀时,空气进入气泡,而当风箱压缩时,空气被逼出气泡。这给了他很大启发。

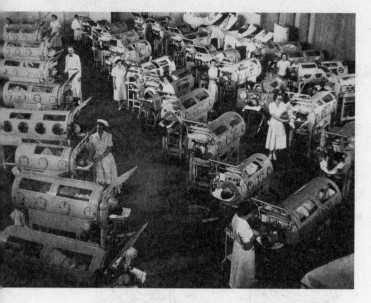

1953年美国医院照片 时值脊髓灰质炎流行，医护人员护理在铁肺中的脊髓灰质炎病人。Ⓦ

德林克和肖让病人呆在气密箱里，头部通过一个柔软的装置露出箱外，气密箱上连接气泵，通过气泵使气密箱里的气压有规律地上下波动。胸腔的外部暴露在气泵产生的压力下，而胸腔的内部则通过气管、喉咙、鼻腔和口腔与大气相通。当空气泵抽气，使气密箱里的气压低于外面的气压、处于负压状态时，大气压力就会使空气进入胸腔。反之，空气泵充气，使气密箱气压高于外面的气压、处于正压状态时，废气从胸腔被呼出。

经过多次试验，他们终于发明了一种能够替代人类呼吸功能的机器。起初它是一个看起来并不精巧甚至有些笨重的器械，利用的都是旧机械零部件，并用两台家用吸尘器交替供给负压和正压，他们把此机器形象地命名为"铁肺"。它是第一台代替肺呼吸功能的机器。

1928年，第一台人工呼吸器在波士顿儿童医院帮助一个因小儿麻痹症而呼吸困难的女孩进行呼吸治疗。

患有小儿麻痹症的美国总统罗斯福是医学研究防治脊髓灰质炎的热心支持者。1938年，他建立了小儿麻痹症国家基金会，以资助脊髓灰质炎治疗及疫苗研发的相关研究。在基金会的支持下，1939年"铁肺"在美国各地得到了普及。20世纪最初几十年，在小儿麻痹症横行的年代，呼吸机在世界各地的医院均有大量的需求。1950年代，索尔克研制出了脊髓灰质炎疫苗，脊髓灰质炎被成功控制住，不再需要辅助呼吸。不过，呼吸机仍广泛用于其他疾病的辅助治疗。

今天，用于临床呼吸障碍的呼吸机已经过长足发展，不仅不再那么笨重，工作方式也更适应病人需求。但无论如何，德林克和肖的开创性贡献将为人们铭记。

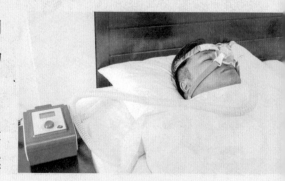

家用呼吸机Ⓨ

*1928*年
弗莱明发现青霉素

　　1928年，英国细菌学家弗莱明发现了青霉素，这是一个划时代的发现，拯救了亿万人的生命。

　　第一次世界大战时，弗莱明参加了皇家陆军医疗队，当时对战场上最常见的伤口感染，医生束手无策，伤员的痛苦和垂死的绝望，给他留下深刻印象。战后，弗莱明回到圣玛丽医学院的实验室，致力于研究能杀死病菌的药物。

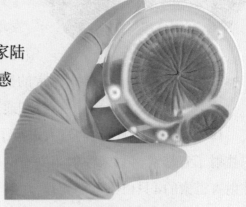

生长有青霉菌的培养皿Ⓨ

　　1928年，弗莱明正在对金黄色葡萄球菌进行研究。9月3日，弗莱明正着手整理工作台上旧的培养皿，他注意到一个不同寻常的培养皿，上面有一块霉斑。让弗莱明惊讶的是，在青色的霉斑周围，有一圈无菌带，显示葡萄球菌已被溶解、杀灭。弗莱明马上意识到，霉斑中可能存在某种能够杀菌的物质。他小心翼翼地把这些"不速之客"从培养皿中分离出来，培养在液体培养基中，助其迅速繁殖。然后，把长满青霉的液体过滤，得到一小瓶澄清滤液。他发现，这种滤液不但能杀死葡萄球菌，还可以杀死其他很多致病菌，如链球菌、肺炎球菌、脑膜炎球菌、淋病球菌、白喉杆菌等。弗莱明将滤液中的这种抗菌物质命名为"青霉素"。但弗莱明无法从过滤液中分离和纯化有效成分。他除了写论文发表外，还在自己的实验室里耐心地将这株霉菌菌种一代一代地繁殖保留下来，长达14年之久。

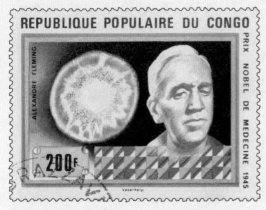

纪念弗莱明的邮票　左上角是青霉菌。Ⓨ

　　当时，英国病理和生理学家弗洛里麾下有一批多学科知识背景的交叉型科研人员，其中一位是生物化学家钱恩，另一位是生物化学家希特利。1938年，钱恩和弗洛里着手遴选存在于自然

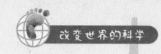
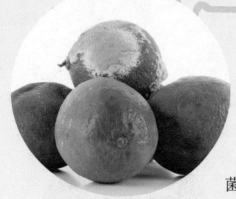

果皮上的青霉菌Ｙ

界的具有开发潜力的抗菌物质。他俩偶尔看到弗莱明早先发表的有关青霉素的论文，对此产生了极大的兴趣。他们向弗莱明索取该霉菌做进一步研究。钱恩通过冷却方法得到了青霉素晶体。1940年初，他们将少量纯度非常低的青霉素注射于实验鼠，发现青霉素被稀释到百万分之一后，仍有杀菌能力。他们第一次充分领教了青霉素非比寻常的抗菌效力及其在临床医疗的巨大潜力。希特利通过技术改进，提高了青霉素的纯度。

1940年5月15日，他们三人进行了开拓性实验：8只被链球菌感染的白鼠，4只注射了青霉素，4只未注射。兴奋的希特利整夜守在实验室里。第二天，没有注射青霉素的4只白鼠全部死亡，注射青霉素的白鼠中有3只存活下来。

1941年春，青霉素第一次被应用于临床。49岁的牛津警察亚历山大因修剪玫瑰花枝，嘴角被划破，引起葡萄球菌和链球菌混合感染，生命危在旦夕。当时弗洛里只剩下一小勺未纯化的青霉素可供使用。病人用了青霉素后，第二天病情显著好转，又连续注射2天，病情一天比一天好，大家都很兴奋。但这时，青霉素用完了，第5天病人由于并发肺炎而死亡。弗洛里意识到，只有解决大规模生产供应问题，青霉素才能真正成为挽救生命的良药。于是，弗洛里把实验室改成提取青霉素的小型工厂。

1941年夏天，牛津医院用青霉素成功救治了分别患有骨髓炎、皮肤化脓性感染、化脓性鼻炎和婴儿肺炎的4名儿童。青霉素不但能有效地抗菌，而且和磺胺药相比，不会引起肾脏损伤、破坏造血功能，具有明显的优势。弗洛里等又发表了论文《青霉素进一步观察》，宣告了临床医学抗生素时代的开始。

1941年底，盟军在战争中对青霉素的需求更为迫切，当时德国对英国空袭轰炸夜以继日，在英国已无法生产足够的青霉素药物，弗洛

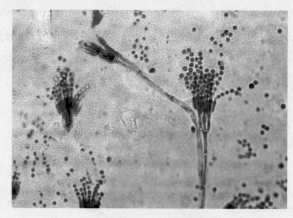

显微镜下的青霉菌Ｃ

里和希特利动身前往美国。在美国政府的大力支持下,青霉素生产开始以闪电般的速度展开。1942年,弗洛里找到高产量的青霉素菌种:从当地水果市场丢弃的一块变质甜瓜皮上得到的第832号霉菌,所分泌的青霉素产量最高,要比弗莱明最先培养的霉菌产量高3000倍。之后,希特利和美国农业部研究中心具有发酵生产经验的科洛希尔和莫耶合作,找到了能将青霉素产量提高450倍的培养液。

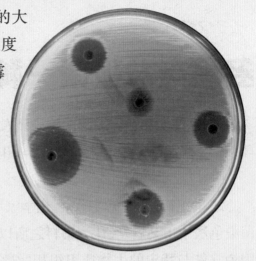

用类似于弗莱明发现青霉素的方法测试现代抗生素的功效 平板上有抗生素的地方金黄色葡萄球菌不能生长,产生透明的圆斑。透明圆斑越大,说明真菌产生的抗生素效果越好。①

至此,青霉素终于可以开始大规模生产了。一些过去认为致命的疾病,如肺炎、梅毒、淋病、白喉、猩红热及许多伤口感染和产褥热,都变得可以救治了,因细菌感染而死的人数大大下降。

第二次世界大战期间,青霉素挽救了无数伤病员的生命,人们把青霉素与原子弹、雷达并列为第二次世界大战的三大发明。以青霉素为代表的抗生素的发现和大规模应用,标志着医学史上一个新纪元的开始。抗生素的使用使人类的平均寿命延长了10岁,使人类整体医疗水平有了质的飞跃。

1945年,弗莱明、弗洛里和钱恩因青霉素的发现和应用,共同获得诺贝尔生理学医学奖。弗莱明在诺贝尔颁奖典礼上发表获奖演说:"我更愿意道明事实——青霉素起源于一个偶然观察到的现象。"

青霉素的偶然发现应归因于科学家们独到而敏锐的观察力,在纷繁复杂的表象中辨别潜在的可能性,并进一步进行针对性研究。此外,钱恩曾敏锐地指出,青霉素这一神奇药物的诞生是政府、实业界和学术界齐心协力、整合资源的结果。

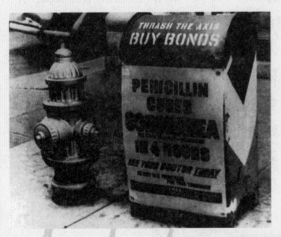

1944年邮筒上写着宣传青霉素效用的标语 当时青霉素已能大量生产。Ⓦ

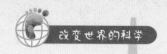
1932年
多马克发现第一种磺胺药物百浪多息

过去，人们常常会因细菌感染继发肺炎或败血症而死亡，医生们都因无特效药而束手无策。不少医学家和化学家因此踏上寻找抗菌药物的艰难历程。

20世纪初，德国免疫学家、化学家埃尔利希从细菌染色法中得到启发，认为染料之所以能染色，就是因为它能与特定的生物或组织相"结合"。因此，只要对合适的染料进行改造就可以得到疗效好、毒性小的药物。据此，他开发出了能治疗锥虫病和梅毒的药物"606"和"914"。受他的启示，众多科学家投入从染料中寻找治疗药物的行列。德国细菌学家、病毒学家多马克也是其中之一。

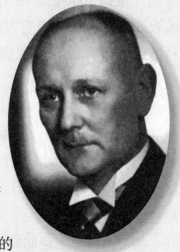

多马克Ⓦ

开始，多马克用苯胺染料做试验。他在长满细菌的培养皿中使用染料，许多细菌都被杀死了，效果出人意料地好。但他将这种染料用于受细菌感染的动物身上时，杀菌效果大大削弱。对此，他迷惑不解，但并未灰心。经过反复选择，多马克发现了一种红色染料，这是一种偶氮化合物。这种染料后来的商品名为百浪多息。

1932年，多马克发现，百浪多息在培养皿中无抑菌作用，但它能治愈被链球菌感染的小白鼠。多马克把一批经腹腔注射过溶血性链球菌的小白鼠分成两组，一组注射百浪多息，另一组未注射作为对照。结果，未注射的这组小白鼠全部死亡，注射过百浪多息的小白鼠大部分存活，几小时后又活跃起来。他又在多种动物身上试验，都达到预期效果。

百浪多息中究竟什么物质发挥了杀菌作用呢？

多马克一直在思考这个问题。巧的是，多马克的独生女儿因手指被刺破而感染了细菌，

实验小白鼠Ⓨ

引发高热，生命垂危。绝望之下，多马克给女儿服用大量提纯后的百浪多息，结果挽救了爱女的生命。1935年，全世界都知道了这种新药。1936年，英国伦敦一家医院试用百浪多息治疗38名产褥热患者，挽救了其中35人的生命。

磺胺活性基团分子式⑤

多马克进一步进行研究，将百浪多息经过反复处理与提炼，最后得到一种白色粉末，这就是磺胺。多马克断定真正发挥杀菌作用的是磺胺。

1935年后，法国巴斯德研究所的特雷富埃夫妇及其同事研究并揭开了百浪多息在活体中才发生作用之谜。原来，百浪多息之所以在培养皿中无抑菌作用，而在体内有显著疗效，是因为它进入体内后，经代谢转变为氨基苯磺酰胺，即磺胺基团，后者与细菌生长所需要的对氨基苯甲酸在化学结构上十分相似，被细菌吸收而又不起营养作用，这样细菌就不能生存繁殖。了解原理之后，人们着手开始研究氨基苯磺酰胺及有关的磺胺类化合物，这类药物开始大显神威。

1939年，多马克因发现了磺胺药物获得诺贝尔生理学医学奖。但是，由于德国希特勒政府的阻挠，直到1947年，多马克才访问了斯德哥尔摩并接受了迟到的诺贝尔奖。

除百浪多息外，1952年，多马克还和他人合作开发了抗结核病的雷米封（异烟肼）、氨硫脲等。他的座右铭是："在发展化学疗法方面，我的首要责任是治疗那些至今为止不能治疗的疾病，那些通过别的方法不能获得帮助的人，应当首先获得帮助。"

虽然百浪多息现在基本不再使用，但它是第一种投入市场的对抗细菌的药物，在青霉素应用于临床之前，拯救了许多人的生命。

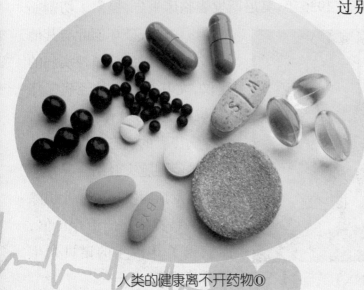

人类的健康离不开药物①

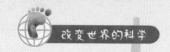

1935年
莫尼斯首创额叶白质切除术

19世纪末期，人们开始尝试对大脑实施手术以治疗精神疾病，手术对象除了人之外，还包括狗和灵长类动物等。但是，这一时期的手术并没有引起人们多少重视。

1935年，美国生理学家富尔顿和雅克布森在伦敦举行的第二届神经精神学会上发表报告，提到他们对黑猩猩施行脑部手术后，黑猩猩的攻击行为减少。这一报告引起了葡萄牙医生莫尼斯的兴趣，他开始尝试用类似的方法治疗人类的某些严重精神疾病。

最初，莫尼斯尝试为一位60岁的抑郁症病人进行手术治疗。他将乙醇注入患者额叶白质内，使神经纤维凝固。术后，他发现患者以情感紧张为主要表现的精神症状得以改善。但是，不久就发现这种做法也会损害大脑的其他部位。于是，他开发了被称为"脑白质切断器"的手术仪器来完成额叶的切除工作。实行这一手术时，医生需要在病人的颅骨两侧各钻一个小孔，然后将脑白质切断器从洞中伸入患者脑部，在每侧选择三个位置实施手术。

1935年，神经外科医生利马在莫尼斯的指导下完成了第一例这种手术，第二年他们将结果公布于众。他们治疗的第一批20名病人全部活了下来，这一手术很快在其他国家也流行起来。1936年，莫尼斯发表临床报告，提出了切割额叶前区白质或破坏额叶与其他脑部的联系以治疗精神疾病的建议，尤其是治疗神经病态伴有情感紧张的患者。他认为，精神病患者的病态思维是额叶内的神经细胞突触结合异常所致。莫尼斯因发现前额叶切除对某些精神疾病的治疗价值，而获得了1949年的诺贝尔生理学医学奖。

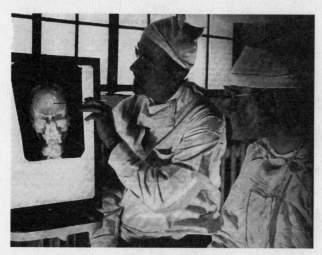

医生在手术前查看病人头部的X射线照片Ⓦ

1935 年

第一个血库在美国建立

人类的需要促进了科学的进步，当科学进步后，又会出现新的问题。自从奥地利医学家兰斯泰讷于1902年发现人类的4种血型后，输血已经变得安全了。在外科手术中，输血也变得十分平常。但是，一个新问题摆在人们面前，那就是血液离开人体后会很快凝固，不能再用了，怎么办呢？

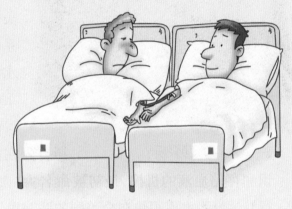

直接输血⑤

1914年，第一次世界大战时期，作为长效抗凝血剂之一的柠檬酸钠被广泛应用。离体血液与柠檬酸钠混合可以防止血液凝结。医生们还发现，如果将血液冷冻，能保存得更久。1915年，在纽约马尔他西奈山医院工作的莱文森发现，在血液中加入柠檬酸钠储存在容器中以备输血时用，可以将从血管到血管的直接输血转变为间接输血。1916年，路斯和特纳应用柠檬酸钠葡萄糖溶液使血液在采集后可以保存数天。英国的罗伯逊在一战期间建立了第一家血库。

1921年，当时英国所有的红十字会成员在英国剑桥大学国王学院医院献血。这是世界上第一次自愿献血。

1932年，苏联最早的血库在列宁格勒医院设立。同年，苏联外科医生韦梯在莫斯科急救医院中开展尸体采血，并建立了相关设施。1937年，韦梯发表了对1000例尸体采血并将其用于输血的论文，震惊了全世界。

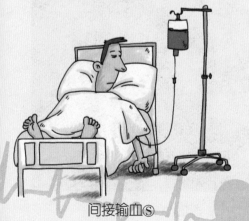

间接输血⑤

1936年，美国伊利诺伊大学的学者维斯切曾访问莫斯科，并参观了韦梯的尸体采血设施，留下了极为深刻的印象。回国后，维斯切建议采集无主重伤死者的血液去救助他人，并要求在停尸间设置采血装置，但未获批准。

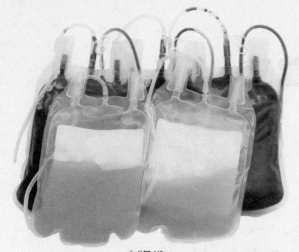

血浆袋Ⓨ

与从尸体上采血比起来,似乎从活人身上采血更容易被人们接受,实际上也更合乎卫生标准。但是,首先要解决的,也是血液如何保存的问题。对此,匈牙利—美国医生范特斯首先用狗的血液做了一系列实验,证明2.5%的枸橼酸钠生理盐水70 ml与血液500 ml为最佳配比,在4℃下,可以保存10天。这样一来,就可以"库存"血液了。1937年3月15日,范特斯首先在美国伊利诺伊州库克县建立了分类标识和存储血液的机构,最初被命名为"血液保存研究所",后改称血库(血液银行)。之后,血库很快在全美国的医院里发展起来,美国红十字会也制定了在全国各地兴建血液中心的计划,并且着手在纽约罗切斯特的梅奥诊所建立第一个红十字会的血液中心。

不过,当初的医疗技术还没有能力去筛选有缺陷(如携带疾病)的血液,因此,血液的质量不能保证。如今,对捐献者的血液测试已相当成熟,医疗机构严格强制实施血液筛选测试,以降低通过输血传播疾病如丙型肝炎、艾滋病等的可能性。

现代的血库是集采集、保存和供应血液于一身的医疗救护系统。在我国包括各城市的血液中心或中心血站,各级医院的输血科或中心血站,主要任务是及时无误、保质保量地供给患者所需的血液,以达到治疗与抢救的目的。工作内容包括:供血者选择与采血;血液标记、记录;血液保管、储存,监测血液质量;输血供者和受者匹配正确无误;了解病人输血后有无不良反应,并及时、正确处理。

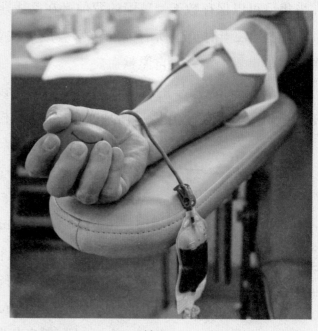

献血Ⓨ

*1943*年
瓦克斯曼等提取链霉素

结核病是一种古老的疾病，人们从古埃及的木乃伊和中国马王堆西汉女尸的肺部都已找到结核病灶。结核病曾是严重威胁人类健康的可怕疾病，断送了数亿人的生命。19世纪中叶，欧洲有1/4的人口死于结核病，在当时被称为"白色瘟疫"（与中世纪可怕的黑死病相对应）。

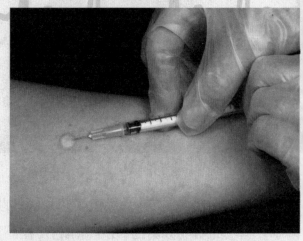

检测是否染上结核病的OT测试①

虽然可以预防结核病的疫苗卡介苗于1923年开始应用于人类，取得了很好的预防效果，但是，仍然有人罹患结核病。找到治疗这种古老疾病的特效药，仍然是摆在科学家们面前的重要课题。在这方面，美国土壤微生物学家瓦克斯曼作出了突出贡献。

1882年，德国细菌学家科赫发现结核病的病原体是结核杆菌。此后，人们与结核病的较量就有了方向。人们发现在结核病人的痰中有很多结核杆菌，具有很大的传染性，但痰液进入土壤后不久就没有传染性了。于是人们想到，土壤中是否有杀死结核杆菌的微生物呢？

1932年，美国防痨协会委托瓦克斯曼研究这一问题。1939年后，美国制药厂默克公司资助他从土壤中提取能治疗结核病的物质。随着研究的深入，他发现一种类似细菌的丝状微生物——放线菌，能够致其他细菌于死地。它不仅可以杀灭青霉素所能杀死的细菌，对于结核杆菌这类青霉素不能杀死的细菌也有很好的杀菌效果。

瓦克斯曼的研究小组最多时达50多人，1939—1943年间，他们从土壤中分离出1万多株放线菌，发现其中有10

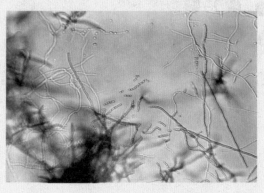

显微镜下的放线菌①

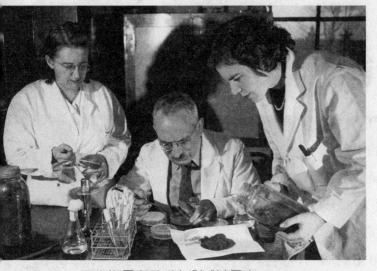

瓦克斯曼和助手在测试链霉素◎

株能够产生对病原菌有抑制作用的抗生素。"抗生素"这一词，就是瓦克斯曼在1941年提出并首先使用的。遗憾的是，大部分放线菌素和链丝菌素毒性太大，无法应用于临床。在研究链丝菌素的过程中，瓦克斯曼及其同事开发出了一系列测试方法，对以后发现链霉素至关重要。

链霉素是由瓦克斯曼的学生萨兹首先分离出来的。1943年10月19日，萨兹分离出了两株链霉菌菌株：一株是从土壤中分离的，另一株是从鸡的咽喉分离的。几个星期后，在证实了这两种链霉素的毒性较小后，美国梅奥诊所两名医生费德曼和欣肖，先尝试将其用于感染结核杆菌豚鼠的治疗试验，获得成功后又试着用于临床治疗结核病患者，效果出人意料地好。默克公司马上着手设计制造链霉素的经济方法，临床试验由美国国家研究委员会的化学治疗委员会组织进行。1944年，美国和英国开始大规模的临床试验，证实链霉素对肺结核的治疗效果非常好。随后链霉素被证实对鼠疫、霍乱、伤寒等多种传染病也有效。

链霉素的问世，使结核病防治发生了根本性转变，众多结核病人获得新生。瓦克斯曼从土壤放线菌中寻找抗生素的研究方向为后来的科学实践所肯定。迄今，大多数临床应用的抗生素都是放线菌所产生的。瓦克斯曼的开创性研究，使人类摆脱了许多疾病的威胁。1952年10月，诺贝尔生理学医学奖授予瓦克斯曼，以表彰他发现链霉素的卓著功勋。

除链霉素外，瓦克斯曼还分离出多种新的抗生素，如灰霉素、新霉素等，为人类抗击疾病作出了巨大贡献。

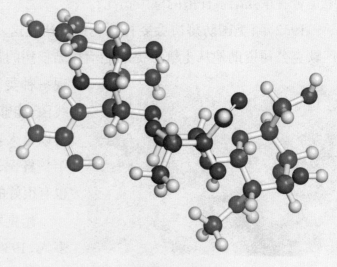

链霉素分子Ⓨ

*1948*年
世界卫生组织成立

　　世界卫生组织(World Health Organization,缩写WHO)是联合国下属的一个专门机构,其前身可以追溯到1907年成立于巴黎的国际公共卫生局和1920年成立于日内瓦的国际联盟卫生组织。

　　第二次世界大战结束后,64个国家的代表于1946年7月在纽约举行了一次国际卫生会议,签署了《WHO组织法》。1948年4月7日,该法得到26个联合国会员国批准后生效,WHO宣告成立。每年的4月7日也就成为全球性的"世界卫生日"。同年6月24日,WHO在日内瓦召开的第一届世界卫生大会上正式成立,总部设在瑞士日内瓦。

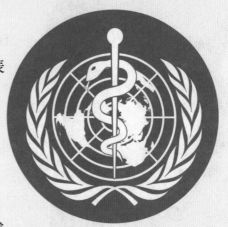

世界卫生组织的标志Ⓦ

　　WHO的宗旨是使全世界人民获得尽可能高水平的健康。该组织将"健康"定义为"身体、精神及社会生活中的完美状态"。WHO是联合国系统内卫生问题的指导和协调机构。它负责对全球卫生事务提供指导,拟定卫生研究议程,制定规范和标准,阐明以证据为基础的政策方案,向各国提供技术支持,以及监测和评估卫生趋势。

　　WHO组织任务包括:指导和协调国际卫生工作;根据各国政府的申请,协助加强卫生事业,提供技术援助;主持国际性流行病学和卫生统计业务;促进防治和消灭流行病、地方病和其他疾病;促进防治工伤事故及改善营养、居住、计划生育和精神卫生;促进从事增进民众健康的科学和职业团体之间的合作;提出国际卫生公约、规划、协定;促进并指导生物医学研究工作;促进医学教育和培训工作;制定有关疾病、死因及公共卫生实施方面的国际名称;制定诊断方法国际规范的标准;制定并发展食品

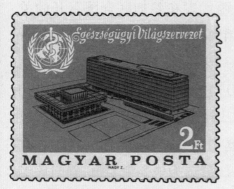

绘有WHO总部的邮票Ⓦ

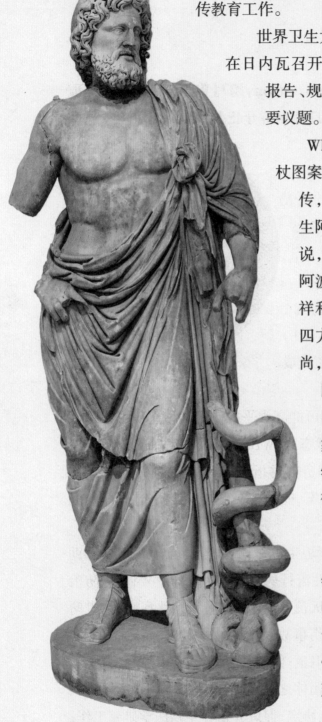

卫生、生物制品、药品的国际标准;协助在各国开展卫生宣传教育工作。

世界卫生大会是WHO的最高权力机构,每年5月在日内瓦召开会议。主要任务是审议总干事的工作报告、规划预算、接纳新会员国,并讨论其他重要议题。

WHO会徽是在联合国标志上加一蛇缠手杖图案。该图案由来已久,且有特定意义。据传,古希腊诗人荷马在史诗中赞颂民间医生阿斯克勒庇俄斯为伟大完美的医生。传说,阿斯克勒庇俄斯是被人们奉为医神的阿波罗的儿子,他神情庄严、举止文雅、慈祥和蔼,手持一根盘缠着灵蛇的神杖,云游四方,治病救人。他因医术高明,医德高尚,深受拥戴。后人为了纪念他,以"蛇杖"图案(蛇徽)作为医学的标记。如今美国、英国、德国、加拿大等世界上很多国家都将蛇徽作为医学标志,我国中华医学会的会徽上也有蛇徽标志,考虑到蛇徽在国际上的影响力,WHO成立时亦以其为标志。

中国是WHO的创始国之一。1945年4月25日至6月26日,中国代表施思明和巴西代表在参加联合国召开的关于国际组织问题的大会上,提交了一份《建立一个国际卫生组织的宣言》,为创建WHO奠定了基础。1972年5月10日,第二十五届世界卫生大会通过决议,恢复中国在WHO的合法席位。此

手执蛇杖的阿斯克勒庇俄斯⑨

后,中国出席该组织历届大会和地区委员会会议,被选为执委会委员,并与该组织签订了关于卫生技术合作的备忘录和基本协议。

1949 年
鲍林阐明镰状细胞贫血症病因

  基因是遗传的功能单位，人体约有3万个基因，某个基因出了问题，人体就可能出现某些疾病。可怕的是这些出了问题的基因会从父母传给子女，代代相传。这就是能影响人体健康的遗传病。镰状细胞贫血是一种常染色体显性遗传病。那么，什么是显性遗传病呢？

  一般遗传病分为单基因遗传病、多基因遗传病、染色体病三类。单基因遗传病包括：显性遗传病，成对基因中只要有一个出问题，就会表现出疾病症状；隐性遗传病，成对基因中只要有一个正常，就不会表现出症状的遗传病。镰状细胞贫血就属于显性遗传病。编码红细胞血红蛋白的基因发生突变，形成不正常的血红蛋白，相应地，原来应是圆盘状的红细胞扭曲成镰刀状。

  此病在非洲发生较多，表现为慢性溶血性贫血、缺氧、呼吸困难、易感染、全身肌肉关节及胸腹疼痛、黄疸、脾肿大等，严重的患者早年即死亡，很少活到成年。

  找到镰状细胞贫血症病因的，是美国著名化学家鲍林。1949年，鲍林在著名的《科学》杂志上发表了题为《镰状细胞贫血症——分子病》的研究报告。他这样写道："在我们的研究开始时，有证据表明红细胞镰状形变的过程可能与红细胞内血红蛋白的状态和性质密切相关。"鲍林将正常人、镰状细胞贫血病人和携带者的血红蛋白，分别放在一定的缓冲溶液中进行电泳，发现正常人和病人的血红蛋白电泳图谱明显不同，而携带者的血红蛋白电泳图谱，与由正常人和病人的血红蛋白以1：1的比例配成的混合物电泳图谱非常相似。镰状细胞贫血症是第一个确认的遗传因子病，由此开创了疾病研究的分子生物学时代。

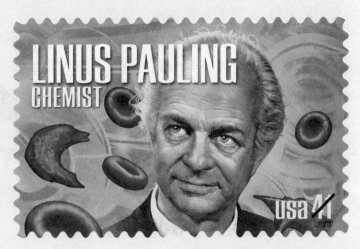

纪念鲍林发现镰状细胞贫血病病因的邮票◎

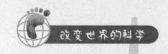
1950年代—1960年代
器官移植技术发展

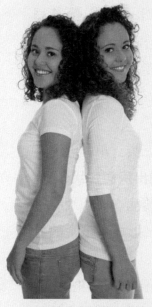

双胞胎之间相互移植
不会发生排异①

机器坏了,更换零件就可以正常运转。那么,人体器官出现疾病,能不能像机器换零件一样,换个新的器官呢?

器官移植的概念可以追溯到古代,从那时起,人们做过无数次尝试,但由于技术水平的限制,都未获成功。1905年,法国医生卡雷尔首创了血管三线缝合术,这解决了器官移植中一个重要的问题:给器官提供充足的血液,以保持它的活力。由此,卡雷尔和其他科学家尝试进行了动物的器官移植实验,但被移植了新器官的动物都没有存活很久。这是为什么呢?

直到1960年代,人们才发现,移植之所以失败,是因为动物体内存在一种白细胞抗原,它能识别移植物,并将其视为"异己成分"进行排斥,严重时会导致移植器官坏死、移植失败。于是,人们开始将研究转向如何降低并控制这种排斥反应。

1954年,美国医生默里在一对双胞胎之间进行肾移植手术。因为同卵双胞胎的组织具有相同的抗原,受体的免疫系统不会把移植物"视"为异己,所以没有出现排异反应,术后患者状态良好。这是人体器官移植划时代的成功,填补了医学史上的空白,实现了人类多年的梦想。

那么,非同卵双胞胎异体移植的排异问题要怎么解决呢?默里与不同领域的科学家展开合作,想了许多办法,例如,让患者接受全身大剂量放射性辐射,以降低免疫反应,避免移植受体受到免疫攻击,或者使用免疫抑制剂,等等。默里因对人体器官移植技术的研究,获得1990年诺贝尔生理学医学奖。

1956年,美国医生托马斯进行了第一例狗骨髓移植术,获得成功。此后,他继续对骨髓移植

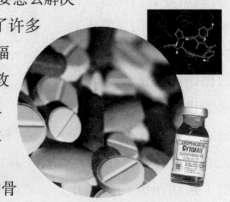

用免疫抑制剂降低排异反应©

172

进行研究,并成功地用骨髓移植治疗白血病和再生障碍性贫血等疾病。他由于在这方面的贡献,与默里分享了1990年诺贝尔生理学医学奖。

1963年,美国医生斯塔泽尔首次进行人体肝脏移植,尽管没能获得成功,但无疑这次尝试开启了移植外科的新纪元,成为临床肝移植历史的开端。1967年,世界上第一例肝脏移植术成功施行。

1963年,哈蒂医生进行了临床肺移植;1967年,南非医生巴纳德成功地进行了心脏移植术。器官和组织移植,使许多严重的疾病得到控制甚至治愈,为医学更好地服务于人类开辟了一个新的领域。

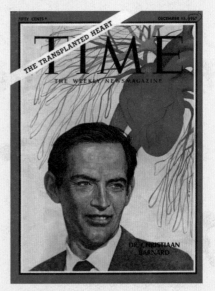

《时代》周刊报道巴纳德成功进行心脏移植手术①

器官移植的临床应用在面临技术层面难题的同时,医学界部分保守人士从伦理道德角度提出了尖锐的批评。他们指责器官移植手术是亵渎神灵,在用不正当手段追求所谓的"医学进步"。以巴纳德为代表的医生面对外界的攻击、嘲讽毫无惧色,他坚持认为,自己的科学研究、临床实践坚持了医学家的科学精神和人道关怀。

在全世界无数医生的努力下,器官移植技术不断完善、迅速发展。仅1969年全球就进行110例心脏移植手术,有22个国家的64个手术小组参与其中。越来越多的医生加入到巴纳德的队伍中来,他的坚持和无畏精神,使移植医学迎来了胜利的曙光。

随着医学技术的发展,移植技术日趋完善,器官移植、组织移植也将为增进健康、治疗疾病作出新贡献。

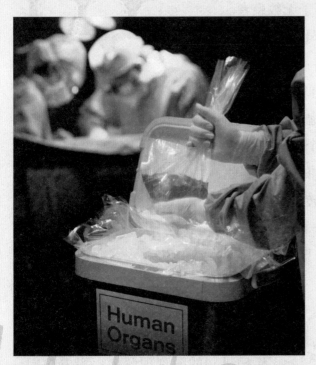

器官移植手术 医生把健康器官从存储设备中取出准备移植到患者身上。②

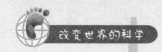

1950年代—1970年代
布莱克等推进药物研究

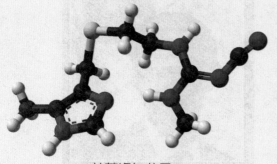

普萘洛尔分子Ⓦ

1988年,诺贝尔生理学医学奖颁给了三个人:英国医生布莱克、美国药物学家希钦斯和埃利昂。他们为开发一系列治疗心脏病、胃溃疡、痛风、白血病等疾病的药物作出了重大贡献。

1948年,有科学家提出了肾上腺素接受器的概念。1952年,布莱克开始寻找肾上腺素受体的阻断剂。1964年,他首先应用受体阻断剂的思路,研发出至今仍被临床广泛使用的心脏病药物普萘洛尔(心得安)。1972年,又研发了治疗胃溃疡的特效药西咪替丁(甲氰咪胍)。普萘洛尔和西咪替丁都是现代临床医学史上影响巨大的药物,现在仍造福于无数患者。

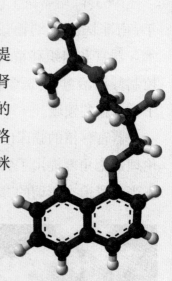

西咪替丁分子Ⓦ

希钦斯和埃利昂在威康药厂共同从事新药的开发工作,他们有自己发展新药的独特思路:依据已知正常细胞与癌细胞、病毒、细菌在生物化学上的差异,设计出只作用于癌细胞或病毒而不损伤正常细胞的药物。他们首先把注意力集中在核酸的代谢上。1977年,他们研发出第一个抗疱疹病毒的药:阿昔洛韦(ACV)。ACV对正常细胞与病毒之间的鉴别能力非常强。据此,威康药厂的其他科学家研发了一系列药物抑制逆转录病毒中逆转录酶的活性,其中齐多夫定(AZT),为目前已知治疗艾滋病(艾滋病病毒也是一种逆转录病毒)最有效的药物。此外,希钦斯和埃利昂等还制成多种药物,有效地治疗痛风、自身免疫疾病等。

三位科学家的贡献不仅在于开发出新药,而且将新药开发建立在对疾病机制的深刻理解上。沿着他们开辟的道路,更多新药被研发出来。

Ⓢ

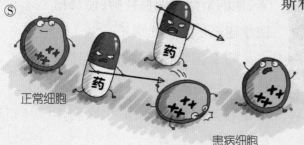

正常细胞

药 药 药

患病细胞

1950 年代—1970 年代
临床诊断技术发展

1950年代—1970年代，超声、内镜、CT扫描等诊断技术的出现，使诊断学领域发生了革命性变化。准确化、精密化、动态化、自动化、无创化已成为现代临床诊断技术的特征。

超声

人的耳朵能听到的声波频率为16—20 000赫兹，频率高于人耳听力上限的声波称为"超声波"。通常用于医学诊断的声波频率为1 000 000—5 000 000赫兹。

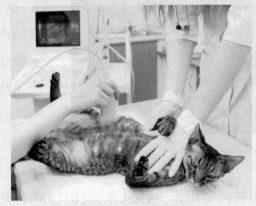
为动物进行超声检查Ⓨ

超声诊断起源于1940年代。1942年，奥地利科学家达西科首先用A型超声装置探测颅脑。之后超声装置几经发展，出现了多种形式，并且应用于不同方面。如测量器官组织的径线以判断其大小，展示器官平面图，观察器官特别是心脏的活动情况，等等。不过，这些工作基本停留在研究层面，直到1958年，英国医生唐纳德等用超声仪诊断胃肿瘤、盆腔肿瘤和妊娠子宫，才将这种技术真正应用到临床水平。

此后，超声诊断技术不断进步。如今，配合计算机技术，超声获得的音频信号可以转换为质量很高的可视图像，此外立体超声显像、超声CT、超声内镜等超声新技术不断涌现，超声扫描技术已成为现代医学诊断不可缺少的工具。

内镜

内镜是一个配备光源和镜头的管子，可以经口腔、尿道、肛门等天然人体孔道进入胃肠、膀胱等体腔内。利用内镜直接观察到病变，在某些方

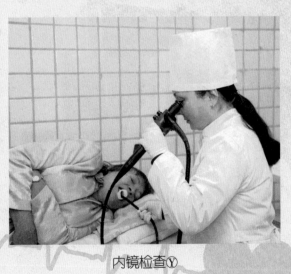
内镜检查Ⓨ

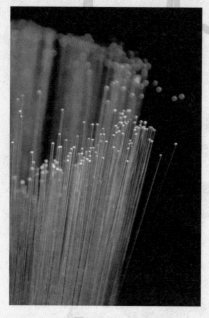

导光纤维Ⓨ

面比通过影像间接诊断更准确、便捷,因此它对医生非常有用。

最早的内镜是1806年德国医生博齐尼研制的尿道镜,但当时还依靠蜡烛照明,那么微弱的光照显然不能满足实际应用的要求。1868年,德国医生库斯茂在吞剑表演的启示下,试制成胃镜。以后相继出现了用于不同部位的内镜,但都是金属制硬管式,检查时病人比较痛苦,容易引起穿孔等并发症,还会因不能屈曲导致某些区域观察不到。

此后数年间,可屈式胃镜研制出来,减小了病人痛苦,降低了并发症发生的可能性。此外,光源照明技术也在进步,导光的玻璃纤维束被研制出来。1954年,英国物理学家哈罗德·霍普金斯和卡帕尼完成了纤维束的精确排列,制成了真正实用的纤维内镜。1965年,霍普金斯在内镜上安装了柱状透镜,使视野更为清晰。至此,内镜的临床作用才得以充分肯定和发挥。

如今,内镜技术还在不断进步中,依靠它进行的诊断和治疗,有效地缓解了病人的痛苦,挽救了病人的生命。

CT

1895年,德国物理学家伦琴发现了X射线,为人类带来了福音。但是,X射线透视在诊断肿瘤的时候,常常力不从心,原因是人体是立体的,当照在一张平面的底片上时,各层影像信息就会互相重叠,干扰诊断。为了解决这个问题,1956年,美国物理学家科马克首先研究各种物质对于X射线吸收量,他用铝和木头制成圆柱体做实验,然后逐渐过渡到人体模型。经过十几年的研究,他初步形成了"X线照

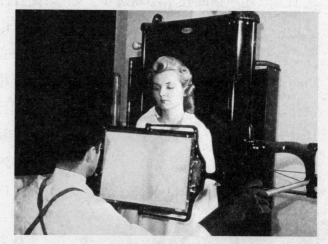

1940年代X射线检查 射线从女子身后射出,在她面前的板上成像。Ⓦ

射后重建交叉组织"的理论体系。但科马克并未把研究进行到底，而在当时的技术水平下，把这个理论付诸实践有一定的困难。

制成CT（计算机X射线断层摄影术）扫描仪的人是英国工程师豪斯菲尔德。1951年，豪斯菲尔德从法拉第·豪

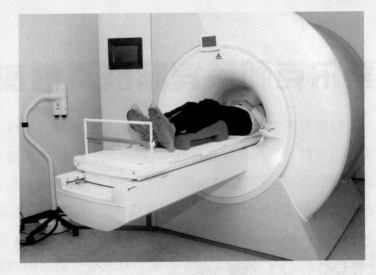

CT检查Ⓨ

斯电气工程学院毕业后不久，就主持研究英国第一台晶体管电子计算机，在计算机领域称得上是专家，这对研究CT成像有很大帮助。他把X线管通过特定方式移动，使射线从多个方向扫过受检部位，检测信号输入计算机中，进行分析和计算，最后显示出一张张反映人体内脏器官各个横断面的清晰图像。CT的分辨率比一般的X射线照片的分辨率要高100倍，直径只有几毫米的肿瘤也清晰可辨，十分有助于疾病的诊断。

1969年，豪斯菲尔德制作了一台可用于临床的断层摄影装置。1971年9月，CT机正式安装在伦敦的一家医院里，成功地为一名妇女诊断出脑部肿瘤。1972年4月，豪斯菲尔德在英国放射学年会上公布了这一结果，正式宣告CT诞生。

CT扫描技术使医用X射线诊断实现了质的飞跃，科马克和豪斯菲尔德因而荣获1979年度诺贝尔生理学医学奖。

如今，随着工艺水平提高、计算机技术进步，CT技术得到了飞速发展。多排螺旋CT、正电子发射电子计算机断层扫描（PECT）在临床上得到普遍应用，在诊断上有很高的价值。

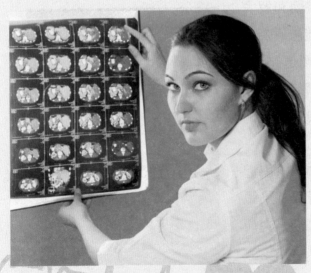

医生查看CT检查结果Ⓨ

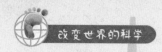

1952年
索尔克和萨宾制成脊髓灰质炎疫苗

脊髓灰质炎是一种古老的传染病,主要感染5岁以下的儿童。每200名感染者中大约有1人最终肢体残疾,严重的会因呼吸肌麻痹而死亡。此病主要引起脊髓麻痹,根据其症状特点,人们又称之为"小儿麻痹症"。早在3500年前的古埃及纸草里,就有关于小儿麻痹症的记载。在一块公元前1500年的埃及浮雕上,有一个年轻的祭司一条腿萎缩了,这可能是小儿麻痹症最早的形象描绘。

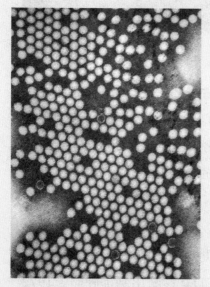
电子显微镜下的脊髓灰质炎病毒①

1909年,奥地利医生兰斯泰讷和巴斯德研究所科学家波普尔合作,分离了脊髓灰质炎病毒并确认它是脊髓灰质炎的病原体。找到了病原体,是不是就能制造出对抗它的药物呢?当然没有那么简单,首先,体外培养病毒并不容易。在19世纪末,病毒被认为具有感染性、可滤过性,需要活的宿主才能存在,也就意味着病毒只能在动物或植物体内生长。直到1910年代,科学家才成功地用动物组织培养病毒。

1946年,美国医学家恩德斯、韦勒和罗宾斯合作,利用人的胚胎细胞培养脊髓灰质炎病毒,开辟了在细胞中培养病毒的广阔道路,为后人研制疫苗打下了基础。为了表彰恩德斯、韦勒和罗宾斯所作的开拓性贡献,1954年度的诺贝尔生理学医学奖授予他们三人。

脊髓灰质炎对儿童健康的巨大威胁,引起全世界的关注和重视。由于对抗病毒感染最经济有效的办法是接种疫苗,医学家们努力研究小儿麻痹症的疫苗。美国总统罗斯福本人也是一位小儿麻痹症患者,美国小儿麻痹症基

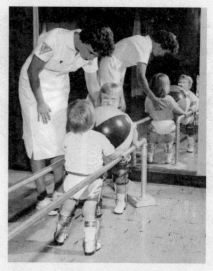
因患小儿麻痹症而残疾的儿童①

金会得到他的大力支持,这个基金会在1938—1962年间,共筹集资金6.3亿美金,有力地支持了疫苗研究工作的开展。

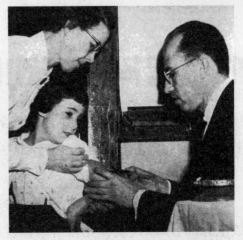

索尔克为儿童接种脊髓灰质炎疫苗ⓦ

1950年,美国小儿麻痹症基金会邀请医生索尔克主持脊髓灰质炎疫苗的研制工作。以恩德斯等的研究方法为基础,索尔克在实验室里成功地培育出全部3种脊髓灰质炎毒株。索尔克用甲醛将病毒杀死再制成疫苗,它仍具有抗原性,能使人体产生抗体,但同时病毒被杀灭后毒力大大下降,不会引起相应症状和不良反应。1952年,索尔克在处于脊髓灰质炎康复期的儿童身上进行实验,结果显示实验者血液中脊髓灰质炎抗体增加了。接着,索尔克在自己及妻子和孩子身上进行了接种实验,结果他们体内出现了相应的抗体,并且没有出现脊髓灰质炎的症状。1953年,索尔克公布了他的研究成果。1954年,美国有200万儿童接种了索尔克的疫苗,结果表明其保护机体免受脊髓灰质炎侵害的有效率达80%—90%。随后,这种灭活的脊髓灰质炎疫苗(IPV)成为预防脊髓灰质炎的标准手段。

索尔克的疫苗预防效果很好,但它不能有效阻断病毒的传播。1950年代,美医生萨宾同样在小儿麻痹症基金会的支持下进行疫苗研究。与索尔克的方法不同,萨宾把脊髓灰质炎病毒在猴子的肾脏细胞中一代又一代地培养,直到筛选出不能致病的毒株,得到的疫苗称为口服(减毒)脊髓灰质炎疫苗(OPV)。这种疫苗采用口服滴剂的给药方式,比索尔克疫苗的注射方式简单得多,且能有效阻断病毒在人群中的传播。它很快取代了索尔克疫苗,成为预防脊髓灰质炎的主要手段。

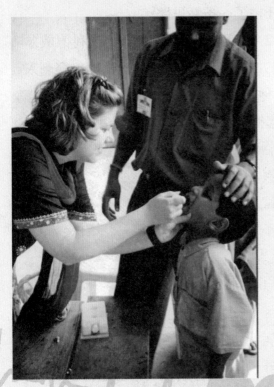

口服脊髓灰质炎疫苗ⓦ

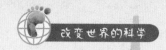

1957年
心脏起搏器成功应用于临床

心脏以一定的节律收缩、舒张，泵出血液。但是，如果心律（即收缩、舒张的节奏）失常，人体就会出现一系列症状。

心律失常是一种常见的心脏疾病。人工心脏起搏器是一种能按设计要求发放电脉冲，以取代或补充自身节律发动缺陷，控制和调节心脏节律的电子装置。

起搏器的问世，使数以百万计的心律失常病人获得新生。目前，全世界依靠起搏器维持心脏搏动的人已达200多万。

1929年，澳大利亚医生利德威尔用自制心脏起搏器使一例濒死产儿复苏生存。尽管，他的报道在当时未引起医学界的重视，但这为心跳骤停和心律失常病人的抢救开拓了一条新思路。

起搏器为心脏增加动力©

1932年，美国胸科医生海曼在利德威尔研究的启发下，制造了一台脉冲发生器，重7.2千克，附带的金属针从胸口穿刺入动物体内，起搏心脏。在动物实验基础上，他用此仪器挽救了几个濒于死亡的心脏病人。海曼将此仪器命名为"人工心脏起搏器"，这个名称一直沿用至今。

真正让人工心脏起搏器的应用受到临床医学界关注的是哈佛大学医学院祖尔医生的工作。在前人研究的基础上，祖尔在试验中发现，心脏是一个极敏感的器官，给予适当的刺激便可使已经停搏的心脏复跳。1950年，祖尔受海曼等起搏器研究工作的启发，通过实验证明，在病人身体表面、心前区两侧的皮肤上放置一对片状电极，就能对病人进行有效起搏。1952年1月，祖尔将体外起搏刺激的方法首次成功地应用于临床。

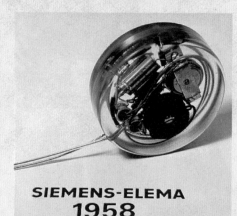

SIEMENS-ELEMA
1958

第一台植入式心脏起搏器（产于1958年）①

他首次在人体胸壁的表面用一定强度的电脉冲刺激心脏,成功地为一例心脏停止搏动的患者进行心脏复苏,挽救了这位濒死病人的生命。这一成果立即引起医学界和工程技术界的重视。然而,这种起搏器依然存在着可能引起病人皮肤烧伤和肌肉收缩疼痛的问题。

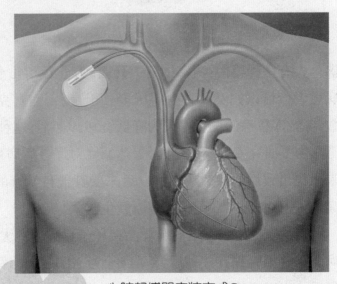

1957年,医生威利斯、乔塔和利莱海在手术过程中在患者身上安置电极,对心脏进行心外膜起搏获得成功。心脏起搏器逐渐被医学界广泛接受,成为一种常规的治疗缓慢性心律失常的方法。祖尔也被尊称为"心脏起搏之父"。

如今的心脏起搏器①

人们在应用体外心脏起搏器的过程中发现,体外起搏技术存在携带不便、易感染等缺陷。于是,科学家进行新的探索,设法将起搏器完全植入体内。1958年10月,瑞典工程师埃尔姆奎斯特研制了世界上第一台用镍镉电池为能源的埋藏式起搏器,安装在一名病人身上,大获成功。病人不但生存了下来,而且能像正常人一样工作。随着电池的改进,以锂电池为电源的埋藏式起搏器的寿命,可延长至5—10年。以钚电池为电源的埋藏式起搏器的寿命长达20年。

目前,计算机日趋小型化,使其在起搏器中的应用成为可能,出现了程序可控的起搏器,使心脏起搏方式能够适应不同患者的个性化需要。

随着起搏器性能的改进,可靠性不断上升,使用寿命延长,功能日趋多样化,其已成为心血管疾病治疗中的重要手段之一。今后随着新技术、新材料、新能源的不断问世,起搏器技术还将会有新的飞跃和突破。

心脏起搏器安装方式⊻

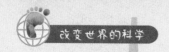

1957年
盖达塞克发现"慢病毒"

20世纪时,经过无数科学家的努力,人类已了解大多数病原体致病菌,并找到对付其最有力的武器——抗生素,之后,病原微生物学家把更多的注意力转移到病毒上,甚至更小的、不知名的病原体上。

南太平洋岛国巴布亚新几内亚西部原始森林中的原住民佛鲁人(只有35 000人)中流行一种怪病——"库鲁病"。患者初期仅感头痛和关节疼,数周后出现行走困难,抑制不住地震颤、四肢阵挛性抽搐、精神错乱,并不时发出痛苦、可怕的笑声,最终导致瘫痪而死亡。"库鲁"一词,在当地土语中的意思就是"害怕地颤抖"。20年间,超过3000名病人死亡。

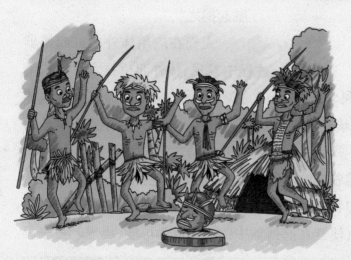

盖达塞克认为食人习俗导致库鲁病⑤

美国医学家、病毒学家盖达塞克冒着被感染的危险,历时12年,深入原住民居住区,调查库鲁病。最初,他认为库鲁病是一种遗传病。后来,他发现,佛鲁人有一种习俗:当家中有人死去时,女眷和儿童要生吃死者的大脑,而库鲁病患者恰恰以妇女和青少年居多。于是,盖达塞克劝说当地人改掉这种陋习。数年后,库鲁病的发病率大为降低。1959年后,这种习俗被彻底废除。

为了研究库鲁病的病因,盖达塞克对库鲁病病死者的大脑进行研究,但始终未能找出致病的细菌或病毒。后来受其他科学家的启发,他认定这是一种人类尚未认识的、比病毒还小的病原微生物。

盖达塞克将被感染的脑样品接种于黑猩猩的大脑,观察它是否可被传染、发病。一些黑猩猩在接种后12—14个月,出现类似库鲁病的症状。有的延至8年以后才出现症状。而一般病原体(细菌、病毒等)感染机体后,很快就会表现出相

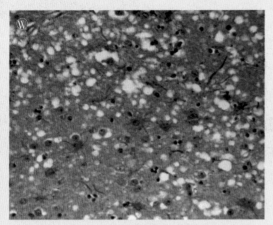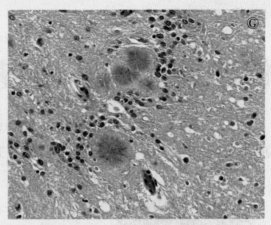

显微镜下患牛海绵状脑病的牛的脑组织(左)和克—雅氏病病人的脑组织(右) 两者的脑都像海绵一样,中间有许多白色"空洞"。

应症状。盖达塞克认为,库鲁病的病原体是一种侵入大脑和神经系统的延迟性病毒,根据这一发现他提出了"慢病毒"概念(潜伏期很长,感染后较长时间才发病),并提出慢病毒可能是一些退行性神经系统疾病(如帕金森病)的病因。这一发现为病毒学研究开辟了一个新的研究领域,他也因此于1976年与研究乙型肝炎病毒的美国医生、遗传学家布隆伯格共获诺贝尔生理学医学奖。

盖达塞克的成就并不光是呆在拥有精密仪器的实验室中发现的,还是深入流行病疫区实地调查研究得来的。这种深入实践的研究方法和工作作风是一名成功的流行病学家不可或缺的。

不过,后来证明盖达塞克也有错误之处,"慢病毒"其实与通常意义上的病毒并不相同。病毒,如引起烟草花叶病的烟草花叶病毒、导致流感的流感病毒等,都以核酸(DNA或RNA)作为遗传信息的载体。而引起库鲁病的病原体并不含有核酸。这个谜首先是由美国生物学家普鲁西纳揭开的。

普鲁西纳一直在研究克—雅氏病,这是一种神经系统疾病,他受盖达塞克的发现启发,认为也是由"慢病毒"引起的。但仔细研究之后,他断定,引起克—雅氏病的,是一种只含蛋白质而不含核酸的病原体,他称之为"朊粒"。朊粒是一种立体结构不同于正常蛋白质的"变质蛋白质",能把身边正常的蛋白质转变成跟自己一模一样。从这点上说,它确实像病毒一样有"传染性"。库鲁病,以及广为人知的疯牛病,都是由朊粒导致的。1997年,普鲁西纳因发现朊粒并提出一种解释感染的生物学新理论而荣获诺贝尔生理学医学奖。

从上面的故事中我们也能看出,新的发现常常纠正旧的认识,医学和科学永远在不断进步之中。

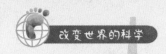
1957年
伊萨克斯和林德曼发现干扰素

早在19世纪末,俄国病毒学家伊万诺夫斯基发现病毒后不久,人们很快就发现,在自然条件下,病毒只能在细胞内生长,在细胞外不能繁殖。

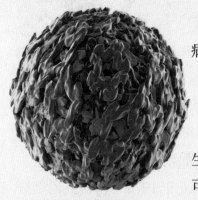

黄热病毒模式图Ⓨ

1935年,美国科学家用黄热病(一种恶性传染病)病毒在猴子身上做试验。他们先用一种致病性较弱的黄热病毒株感染猴子,猴子轻微发病后挺过来了。再用另一株致病性很强的黄热病毒株感染同一猴子,猴子竟一点反应都没有,非常健康地生存下来了。这个现象给科学家启发:前一种病毒可能产生了某种物质,使细胞受到新病毒进攻时能自我防御。1937年,科学家们重复类似实验后发现,不同病毒之间或同一病毒的不同毒株之间,存在某种互相排斥、互相干扰的情况。那么,是不是可以利用病毒毒株之间的这种矛盾和斗争,找到制服病毒的武器呢?

1950年代,一些科学家的研究表明,一种病毒进入细胞后,即利用宿主细胞的酶系统,使病毒自身进行复制,它们会"独占"细胞的代谢系统,并"拒绝"其他病毒利用同一个细胞,"干扰"其他病毒的繁殖。许多学者企图寻找这种引起干扰现象的活性物质,但一直没有成功。

直至1957年,英国病毒学家伊萨克斯和瑞士微生物学家林德曼在研究流感病毒的干扰现象时,终于找到了这种物质。他们先把流感病毒加热灭活,然后与鸡胚绒毛尿囊膜块一起培养,再把未吸附细胞的灭活病毒彻底洗去,37℃培养数小时后再去除膜块,另加入新鲜的鸡胚绒毛尿囊膜块,37℃培养过夜后用活流感病毒进行攻击,结果发现活流感病毒的繁殖被明显抑

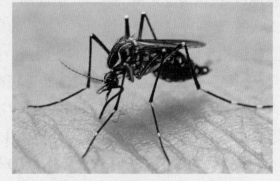

传播黄热病毒的埃及伊蚊在吸血Ⓒ

制。这明确提示,灭活的流感病毒作用于细胞后,细胞产生了一种可溶性物质(蛋白质),这种物质干扰了活病毒的繁殖,他们把这种物质称为"干扰素"(interferon)。

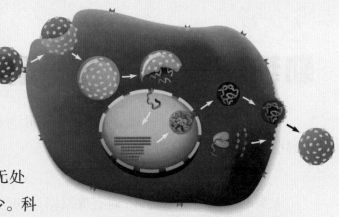

流感病毒利用宿主细胞复制ⓨ

我们生活的环境中微生物无处不在,其中病毒的感染刺激也不少。科学家们推测,人的血液细胞里可能就存在干扰素。果然,通过精密的血液分析,在人和许多动物的血液细胞中都找到了干扰素。

1970年代中期,医学家发现,慢性肝炎患者自身产生干扰素的能力下降,而应用外源性干扰素后,对抗病毒的能力又增强了。最终发现,干扰素有增强免疫调节力、抗病毒增殖的作用。

目前研究认为,干扰素是有多种功能的活性蛋白质(主要是糖蛋白),是一种广谱抗病毒剂。它并不能直接杀死或抑制病毒,而是主要通过细胞表面受体作用,使细胞产生抗病毒蛋白,从而抑制其他病毒复制,同时还可以增强免疫细胞的活力,增强抗病毒作用。

科学家们数十年的基础研究和实践应用证实,干扰素对乙型肝炎、狂犬病、脑炎等病毒性传染病是有一定治疗效果的,另外还能减缓癌细胞的生长,是一种疗效确凿的辅助药物。

1980年代以来,美、日、法、英、中等多国科学家,应用基因工程技术,通过DNA重组、大肠杆菌或酵母发酵等方法大规模生产各种干扰素。2005年,长效干扰素(聚乙二醇干扰素)研制成功,干扰素的作用时间从4小时延长到40小时。

干扰素ⓦ

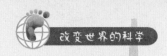

1958年
勒热纳发现先天愚型痴呆症病因

染色体是遗传信息的载体，由蛋白质和DNA组成。可以被染料染上颜色，在显微镜下清晰可见，故名"染色体"。

人类的体细胞是双倍体，即有成双结对的两组染色体。正常情况下，人类的体细胞有46条染色体，其中44条（22对）是常染色体，2条是性染色体，男性有1条X和1条Y性染色体，女性有2条X性染色体。人体生殖细胞的精子和卵子是单倍体，只有一组染色体，结合成受精卵又回复到双倍体状态。如果染色体出了问题，人就会患上严重疾病。

1952年，人类和哺乳动物细胞遗传学的开拓者、华裔遗传学家徐道觉，成功地将低渗透液技术运用到人体染色体的研究上，使染色体得以铺展开而不重叠在一起，这样人们能够清晰地观察中期染色体，大大方便了研究。1956年，华裔学者蒋有兴报道，用该法确定人类二倍体细胞的染色体数目不是之前沿用了33年之久的48条，而是46条。

1957年，蒋有兴来到丹麦首都哥本哈根做了一场关于人类染色体的学术报告，在听众中有位法国医生勒热纳。此前，勒热纳曾接触过许多先天愚型痴呆症患儿，他听了报告后立即联想到，这是否是染色体异常所致。1866年，英国医生唐首先描述了这种病的临床症状，因此该病也被称为唐氏综合征。患儿躯体和智力的发育都比正常的同龄儿童差，甚至生活不能自理。约有一半患儿伴有先天性心脏病，很容易感染疾病。勒热纳回国后，马上投入先天愚型患儿染色体的观察研究，1958年就有了重大的突破：先天愚型患儿的体细胞比正常人多了一条21号染色体，共有3条21号染色体。因此，先天愚型也被称为21-三体综合征。这是人类发现的第一种染色体异常导致的疾病。

之后，染色体病的研究便广泛开展起来，在短短几十年里，已发现200多个病种，现在还在不断地增多。

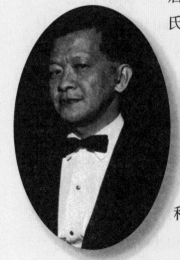

蒋有兴Ⓦ

目前,遗传病一般分为三类,即染色体病、单基因遗传病(由单个基因突变引起,如镰状细胞贫血)、多基因遗传病。染色体病是由于各种因素引起染色体异常或畸变(如染色体数量多一条或少一条,染色体结构易位、断裂、缺失等),大多是在亲代生殖细胞形成过程中产生的,通过受精卵传给子代。

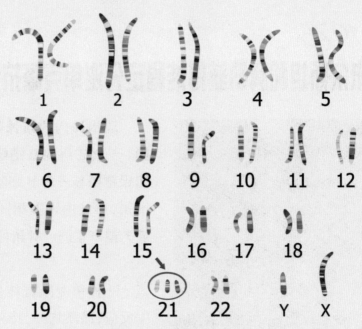

一个唐氏综合征患者的染色体核型 21号染色体有3条。Ⓨ

染色体病一般症状较严重,可累及各个器官和系统,多数伴有智力障碍、多发性畸形。这是因为人体每条染色体上存在着上千个基因,当染色体的某一片段结构发生异常,相应的诸多基因就受到影响,而这些基因控制的许多性状当然也出现异常,后果自然严重。若染色体数目异常,则就是完全丢失或增强了相对的等位基因,后果更为严重。因此,染色体病除少数种类可在活产儿或成人中发现,大多见于自然流产儿、死婴。

勒热纳的发现,不仅为探明一些遗传病的病因开辟了新的途径,而且开创了医学研究的一个新领域——医学细胞遗传学。如今,有些遗传病能在胎儿出生前就检测到,例如,只要对孕妇血液进行分析,就能知道胎儿是否有21号染色体异常,这就是"唐氏综合征筛查"。

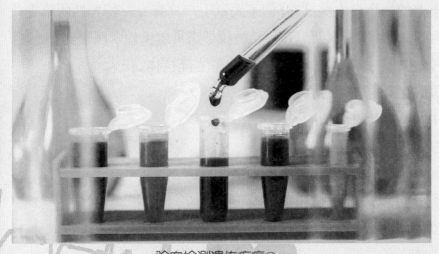

验血检测遗传疾病Ⓨ

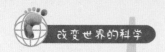

1975年

米尔斯坦和科勒获得能稳定分泌单克隆抗体的杂交瘤细胞株

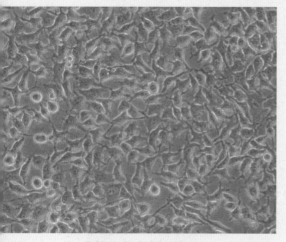

癌细胞能无限增殖①

动物体内的抗体都是由B淋巴细胞分泌的，一个成熟的B细胞，只能分泌一种抗体。如果把单独一个B细胞在体外培养，令其分裂增殖，形成由许多相同细胞组成的细胞株，就能大量产生同一种抗体，这就是单克隆抗体。

一种单克隆抗体仅对一种抗原决定簇产生反应，品质均一、特异性高，被广泛用于基础和临床的研究，甚至可以配合其他药物，开发出针对性非常强的免疫导向药物——"生物导弹"，用于诊治癌症等疾病。

然而，在实际操作中，B细胞不易在培养基中生长，也就很难产生大量抗体。怎么办呢？有科学家想到，癌细胞的生长不受控制，很容易在培养基中生长，能不能把两者结合起来，取长补短呢？

1975年，阿根廷免疫学家米尔斯坦和德国免疫学家科勒发现，将小鼠骨髓瘤细胞和绵羊红细胞免疫的小鼠脾细胞融合，形成的杂交细胞既可像B细胞一样产生抗体，又能像癌细胞一样无限增殖，从而创立了单克隆抗体杂交瘤技术。这是本世纪方法学上的一个重大突破，开创了大量生产具有专一特异性的单克隆抗体的先河。为此，1984年米尔斯坦和科勒被授予诺贝尔生理学医学奖。

米尔斯坦和科勒仅用一年时间就成功研制出单克隆抗体，获得诺贝尔奖，成功的奥秘正如科勒所说："你要非常关注世界最新科研动向，紧紧盯住那些发现了某种原理或某种研究手段的实验室，仔细分析使用这些原理和研究手段究竟可以开展什么样的重要研究，一旦判断出某个研究具有的研究价值，就及时朝这个方向奔去。"

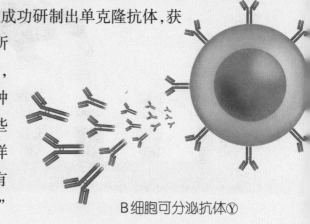

B细胞可分泌抗体Y

1978 年
第一例试管婴儿诞生

　　新生命的诞生是人类种族繁衍、个体生命延续的需要,但有些夫妇却因为种种原因不能生育。对于那些不能生育,又盼望拥有自己孩子的人,怎么满足他们的愿望呢? 现代医学的生殖技术可以帮助他们,而试管婴儿技术就是生殖技术的一种。

　　试管婴儿技术是体外受精—胚胎移植技术的通俗说法,指以人工方法取出卵细胞,在体外条件下,与精子受精发育,待受精卵分裂到4—8个细胞时,将幼胚从体外移植到受体子宫内,继续发育生长到分娩时期。试管婴儿技术是一项结合胚胎学、内分泌学、遗传学以及显微镜操作的综合技术,在治疗不孕的方法中最为有效。

　　最终实现技术突破的,是英国妇科学家斯特普托伊和胚胎学家爱德华兹。爱德华兹一直致力于卵细胞的成熟和受精方面的研究,曾成功地为25只猴子做过胚胎移植。他从事包括人类卵细胞发育、激素调节作用、精子"激活"等的基础研究。同期,妇科学家斯特普托伊正在研究腹腔镜手术技术。1968年,两人碰面,共同的研究志向、不同的专业特长让他们一拍即合,开始合作研究。

　　一天,他们从一位妇科医生处得到一块人体卵巢组织,培养了12个成熟卵细胞。之后在培养液中加入精液,他们在显微镜下观察到:正好一个精子钻进一

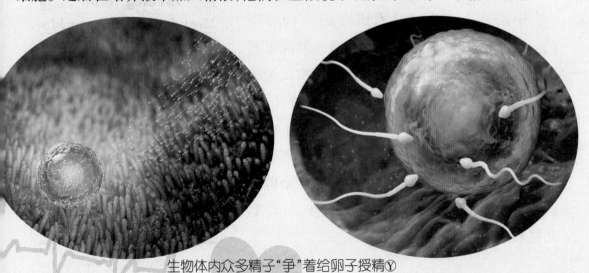

生物体内众多精子"争"着给卵子授精⑰

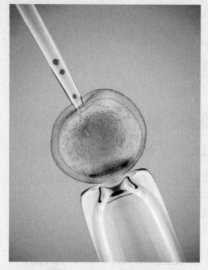

人工授精　　在体外将精子注入卵子细胞质中。⑥

个卵细胞，人卵体外受精成功了。1974年，他们制定了此项技术的原则。但这时，英国医学研究委员会停止了对研究的资助。好在有一笔私人赞助继续支持他们。1975年，他们把一个人工胚胎成功地植回母体，但没能成功发育，以流产告终。

1976年，一对姓布朗的英国夫妇找到斯特普托伊，请他给婚后长期不孕的布朗夫人进行试管婴儿的治疗。精心准备后，他们先从布朗夫人卵巢中取出卵细胞，在实验室中用布朗先生的精子进行体外受精。受精卵在培养液中培养到胚胎阶段时，再移植到布朗夫人子宫中。1978年7月25日23时47分，世界上第一例试管婴儿，一个健康的女婴路易丝·布朗在英国诞生。她的诞生轰动了全世界，标志着人类体外授精技术的成功，科学技术的进步进入了一个新时代，不但改变了我们周围的世界，而且成功地介入了人类自身的繁衍。25年后，路易丝长大成人，和正常同龄人一样，为人妻，为人母。

首例"试管婴儿"成功后，斯特普托伊和爱德华兹继续专注于生殖技术研究，1983年，他们在剑桥创办伯恩霍尔生殖医学中心，并筹建欧洲人类生殖和胚胎学研究会，创办《人类生殖》杂志。遗憾的是，斯特普托伊早已于1988年去世。2010年，85岁高龄的爱德华兹因对生育学的巨大贡献，获得诺贝尔生理学医学奖，他也被人们尊称为"试管婴儿之父"。

中国的人工生殖技术研究始于1980年代。1985年9月，北京医科大学第三附院张丽珠教授领导的研究小组，首次体外受精试验成功，1987年应用于临床。1988年3月10日，中国首例"试管婴儿"诞生。目前，全国已有50多个"试管婴儿"研究机构，跻身于世界生殖科学的先进行列。从1978年到2013年4月，全世界已诞生"试管婴儿"500多万名。现在，试管婴儿技术还在不断发展中。

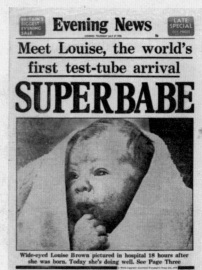

当年报纸报导路易丝·布朗出生①

1979 年
全世界消灭天花

天花至少有3000年以上的历史,是由天花病毒引起的烈性传染病,死亡率非常高。但同时,它也是在世界范围第一个被人类消灭的传染病。

18世纪,英国乡村医生詹纳从中国的人痘接种法中得到启发,发明了牛痘接种技术。牛痘疫苗的出现,使消灭天花成了可能。1958年,第十一届世界卫生大会通过了接种疫苗、在全球消灭天花的计划。经过多年努力,全球天花的发病大大下降,但在一些国家,发病率仍然很高,加上不少人接种后会发生不良反应,天花全球消灭计划遇到瓶颈。

通过流行病学研究,科学家发现天花传播其实相当缓慢,只有在感染者与易感者密切接触时传播才能实现,波及的地区也较局限。此外,已有的认识表明,天花仅限于从人传播到人,不存在不发病的病毒携带者等。于是,从1967年起,世界卫生组织(WHO)强调,除了继续提高接种率之外,还应开展天花发病的监测工作,及时报告疫情,在天花患者周围人群中进行环形接种,以便迅速而彻底地控制传播。最后一个自然发生的天花病例发现于1977年的索马里,而最后一个天花病例是在1978年,一名妇女在伯明翰大学实验室里感染了这种疾病。

WHO在最后一例天花病人治愈之后,仍继续开展搜索天花病例工作达两年之久。经验证明,只要存在天花病人,在8个月内肯定会被发现,两年的病例搜索已相当于这个时间的3倍。因此,WHO认为天花已被彻底根除。

1979年,全球扑灭天花证实委员会正式宣布这一疾病消亡。之后,全世界停止了普遍种痘。天花的根除,每年大约挽救了150万人的生命,同时也节约了大量资金,因为相关的疫苗、医疗护理和隔离设备都不再需要了。

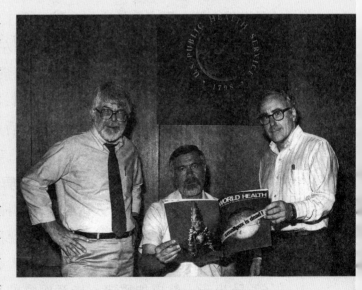

1966—1981年全球扑灭天花计划负责人杂志封面上写着:天花已死。Ⓦ

191

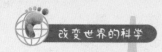

1980 年代
人工心脏开始进入临床

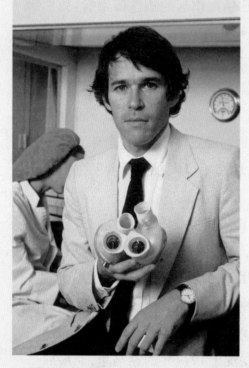

贾维克和"贾维克7型"人工心脏ⓒ

1950年代—1960年代，器官移植获得重大进展，不过，无论技术如何进步，器官移植都会遇到器官来源有限、排异反应等棘手问题。那么，能否用人工材料制成心脏或者某种器官植入人体？

心脏的功能主要是有规律地搏动，泵出血液。1950年代，有医生将体外循环应用于临床：心肺机利用滚筒泵挤压泵管将血泵出，模拟自然的心脏排血功能进行体外循环。人工心脏就是受此启发而开始研究的。

1980年代，美国外科医生、人造器官之父科尔夫与生物工程师贾维克合作，研制出被命名为"贾维克7型"的人工心脏，这是世界上第一颗永久性人工心脏。人工心脏由聚氨基甲酸乙酯和铝制成，包括两个空室，一个代替右心室，一个代替左心室，空室底部安有气囊，植入体内后，将气囊的导管与体外的气泵相连。气泵有规律地泵动，便会使气囊收缩与舒张，行使心脏的功能。1982年12月20日，人工心脏被植入一名61岁的患者体内，虽然病人术后出现了并发症，4个月后死于多器官衰竭，但人们看到了医学技术延长人类生命的惊人能力。2011年，美国得克萨斯州心脏研究所的医生弗拉齐耶和科恩成功地为一位心脏衰竭的病人进行了手术，他们摘去病人坏死的心脏，然后为他安装了一个人造心脏。这种人造心脏其实是一台离心泵，不是像心脏一样有节律地搏动，而是连续性地为身体输送血液，完成血液循环。

尽管目前在人造器官方面已取得重大突破，但我们也必须认识到，重视预防保健、防患于未然更加重要。毕竟医学的最终目的，是让人们拥有一个健康的身体。

1982 年
沃伦和马歇尔发现幽门螺杆菌可致胃病

1980年代之前,医生们认为健康的胃是无菌的,因为胃酸会将吞入的细菌迅速杀灭,他们还确信生活压力过大和生活方式不当是胃溃疡发生的主要原因。这个"正统"的看法,在医学界统治了近百年。

1979年,澳大利亚病理学医生沃伦,在一名慢性胃炎患者的胃窦黏膜组织切片里,观察到一种弯曲状细菌,这与一般认为的在呈酸性的胃部环境中细菌是无法生存的说法显然不符。于是,沃伦再次用能放大1000倍的显微镜观察,看到了更为清晰的细菌图像。他又用镀银法进行染色,进一步确认细菌的形态,发现这种细菌邻近的胃黏膜有炎症存在。此后两年里,沃伦特别留意了慢性胃炎患者的病理标本,均发现这种现象。他意识到,这种细菌和慢性胃炎可能有密切关系。

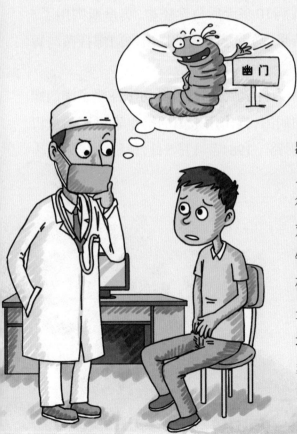

但是,这一发现和想法与当时"正统"的医学理念相悖。于是,沃伦试图寻求临床医生的帮助,但显然后者都对他的观点不感兴趣。终于,1981年,消化科实习医生马歇尔被安排与沃伦合作。马歇尔开始只是被动提供一些胃黏膜活体样本进行试验。但很快他发现,沃伦坚持的观点是正确的。他们以135例接受胃镜检查及活检的胃病患者为对象进行研究,证明这种细菌的存在确实与胃炎相关。此外,他们还发现,这种细菌还存在于所有十二指肠溃疡患者、大多数胃溃疡患者和约半数胃癌患者的

医生诊断幽门螺杆菌引起的胃病Ⓢ

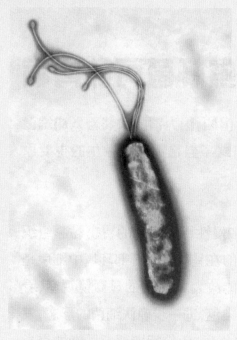

电子显微镜下的幽门螺杆菌©

胃黏膜中。

1982年4月,马歇尔和沃伦从胃黏膜活检样本中成功培养和分离出了这种细菌,并用电子显微镜进行分析,他们看到,这是一种在菌体上有数根鞭毛的杆菌,不同于其他弯曲杆菌。这种菌后来被命名为"幽门螺杆菌"。

为了进一步证实这种细菌就是导致胃炎的罪魁祸首。马歇尔决定以身试"菌"。他先让其他人取出他的胃黏膜样品,证明胃中没有幽门螺杆菌。随后,他吞下含幽门螺杆菌的培养液。一周后,他开始出现胃痛、恶心等症状。通过内镜检查和病理活检发现自己已患上胃炎,而且在发炎处存在幽门螺杆菌。一位名叫莫里斯的医生也自告奋勇地参与实验,他吞下另一个菌株后出现了相似症状。马歇尔的胃病10多天后自然痊愈,莫里斯则用了5年时间才将溃疡彻底治愈。基于这些结果,马歇尔和沃伦提出幽门螺杆菌与胃炎和消化性溃疡相关的病因学理论。

就这样,马歇尔等人以非凡的勇气和为科学献身的精神,初步证明了幽门螺杆菌是导致绝大多数胃内炎症和溃疡的病因,提出用杀菌的抗生素可以治愈胃溃疡等疾病,为根治胃病提供了全新的思路。1984年4月5日,他们的成果发表在权威医学期刊《柳叶刀》上。一经发表,立刻引起了轰动,全世界很多医生及科学家积极参与这方面的研究,还组织了数次大规模临床实验,进一步证实和完善了他们的发现。

2005年,诺贝尔生理学医学奖授予这两位科学家,以表彰他们发现了幽门螺杆菌以及这种细菌在胃炎和胃溃疡等疾病中的作用。

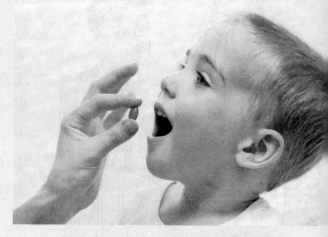

用抗生素治疗幽门螺杆菌引起的胃病▽

1983年
蒙塔尼耶分离出 HIV

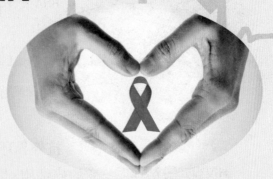

"获得性免疫缺陷综合征"(缩写AIDS,中文音译为"艾滋病"),是人体感染人类免疫缺陷病毒(human immunodeficiency virus,缩写HIV)后导致的疾病,患者失去免疫力,并发一系列机会性感染及罕见肿瘤,严重时致死。

国际符号红丝带表示对HIV和艾滋病的关心⑨

世界卫生组织报道,2010年,全世界HIV携带者及艾滋病患者共有3400万人,全年死亡180万人,每天有超过7000人被新发现感染。目前,艾滋病在世界各地均有流行,但97%以上在中、低收入国家,尤以非洲的情况最为严重。艾滋病已经给全社会和全人类带来了极大的灾难。我国也是艾滋病流行的"灾区",截至2011年底,我国HIV携带者及艾滋病患者78万人,全年新发感染4.8万人,死亡2.8万人。

艾滋病最早于1980年代初期在美国被发现。1981年,美国医生盖特发现一种奇怪的病——"卡氏肺囊虫"所致的肺炎,病人同时并发广泛的真菌和病毒感染。经检查,患者的免疫力很弱,极容易生病。而且,这种免疫缺陷不是先天的,而是后天"获得性"的,因此被称做"获得性免疫缺陷综合征"。

早期的病人都是年轻的男同性恋者,因此艾滋病一度被称作"同性恋病"。但是,美国的医生与科学家通过长期持续研究,累积了令人信服的流行病学数据,提示艾滋病是一种传染病。同时,因输血导致非同性恋者罹患艾滋病的病例逐渐增多,许多科学家开始寻找这种传染性疾病的病原体。

1983年,法国病毒学家蒙塔尼耶的研究组首次从一名罹患晚期卡波西肉瘤的年轻男同性恋艾滋病人的血液及淋巴结样品中,分离出一种新的逆转录

卡氏肺囊虫(黑色部分)①

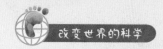

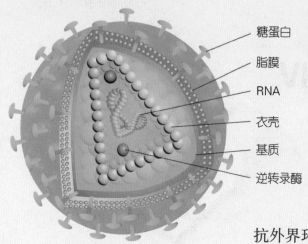

糖蛋白
脂膜
RNA
衣壳
基质
逆转录酶

HIV模式图①

病毒,这就是艾滋病的病原体HIV。2008年,蒙塔尼耶同另外两位参与发现HIV工作的科学家共同获得诺贝尔生理学医学奖。

为什么HIV有这么大的杀伤力呢?科学家经过长期临床研究后发现,HIV侵入人体后,专门攻击人体内的免疫细胞——T4淋巴细胞。人体能够抵抗外界环境中各种病原体的侵袭并杀死自身突变的癌细胞,是因为人体自身具有庞大的免疫系统。T4淋巴细胞是人类免疫系统中非常重要的组成部分,一旦缺少,人体免疫力会大幅度下降,以致患上在正常情况下罕见的疾病和肿瘤,导致死亡。HIV在侵入人体后,首先破坏免疫细胞,在狡猾地躲避免疫系统的杀灭作用后,进一步摧毁人体免疫系统,没有免疫系统的机体对病原体和疾病毫无抵抗力,不堪一击。

直至今日,科学家对艾滋病还没有研究出有效的治疗方法,其中很重要的原因是HIV极易变异。目前用于临床治疗艾滋病的药物不多,主要作用是抑制病毒复制、破坏病毒重要蛋白。但是,这些药物都不能从根本上、源头上防治艾滋病,只是抑制HIV的增殖,延缓艾滋病的进程。此外,研制HIV疫苗的工作虽然正在紧张进行中,但由于HIV极强的快速变异能力,研制过程困难重重。

由于目前还没有有效的治疗方法和疫苗,防患于未然就显得特别重要。现在已经确认:艾滋病的唯一传染源是HIV携带者和艾滋病病人,HIV主要存在于HIV携带者和艾滋病患者的血液、精液、阴道分泌物和乳汁中。传播途径是性行为、血液传播、母婴传播(带病毒的母亲自然分娩时传染给婴儿);握手、拥抱、一起进食、共用厕所和浴室、共用办公桌、同乘公共交通工具、使用同一娱乐设施等日常接触(无伤口),不会传播HIV;HIV也不会通过呼吸道,更不会通过昆虫叮咬来传播。所以,HIV的传播主要是与人的社会行为有关,艾滋病完全是可以预防的。

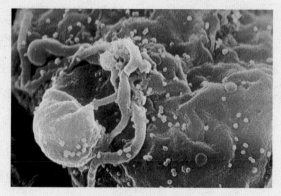

细胞表面的HIV(绿色)①

1990年
布利兹等实施基因治疗

很多遗传病是由于基因出现问题所引起的，那么，能不能通过改变基因，来医治遗传病呢？这就是所谓的基因治疗。

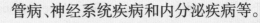

基因治疗，首先要找到导致疾病的基因，再将具有正常功能的基因设法"运送"到细胞中，替代原先"生病"的基因的功能。

1980年代末期，美国国立卫生研究院的安德森、布利兹和罗森堡等人共同提出了基因治疗的临床试验申请，目标是一种罕见的遗传疾病——因腺苷脱氨酶（ADA）基因缺陷导致的重度联合免疫缺陷病。他们希望将病人自己的T细胞取出，利用经基因改造后的逆转录病毒将正常的ADA基因导入细胞，再将这些带有修复基因的自体细胞回输病人体内，以补充正常的ADA基因。

这个方法引起了极大的争议，反对者认为，逆转录病毒会把外源基因随机地嵌入细胞内的基因组中，如果嵌入的部位不当，可能会影响重要基因的正常功能，从而引发其他疾病。但是最后，安德森一方赢得了这场论战。

1990年9月，他们按计划进行了基因治疗临床试验，获得初步成功，证明了基因治疗是一种可行的做法。之后，世界各地开展了许多基因治疗的临床试验，目标多为单一基因缺陷所造成的疾病，如遗传性肺气肿、血友病等。如今，基因治疗的研究内容已经从单基因遗传病，扩大到多基因疾病，如肿瘤、艾滋病、心血管病、神经系统疾病和内分泌疾病等。

从人类基因治疗正式启动到现在，仅仅二三十年的时间，从科学角度来看，对任何一种新的治疗方法都要经过反复试验和临床应用，才能作出正确评估。基因治疗作为一种全新的治疗手段，通过临床科研人员不断的研究探索，定能逐渐成熟并发展，给人类带来福祉。

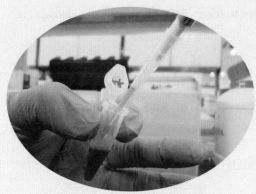

基因治疗需要进一步研究探索①

197

图 片 来 源

本书所使用的图片均标注有与版权所有者或提供者对应的标记。全书图片来源标记如下：

Ⓖ 华盖创意（天津）视讯科技有限公司（Getty Images）

Ⓨ 北京图为媒网络科技有限公司（www.1tu.com）

Ⓦ 维基百科网站（Wikipedia.org）

Ⓟ 已进入公版领域

Ⓝ 美国航空航天局网站（www.nasa.gov）

Ⓓ 美国疾病预防与控制中心网站（phil.cdc.gov）：

P91 左下，Dr. Fred Murphy，Sylvia Whitfield；P117 右上，George Kubica；P118 左上，Dr. William Collins；P144 右下，Dr. Myron G. Schultz；P150 右下，Dr. Terrence Tumpey；P151 右上，Dr. Erskine Palmer；P151 左下，James Gathany；P161 右上，Don Stalons；P167 右上，Gabrielle Benenson；P167 左下，Dr. David Berd；P178 左上，Dr. Fred Murphy，Sylvia Whitfield；P178 右下，Charles Farmer；P195 左下，Dr. Edwin P. Ewing, Jr.；P196 右下，C. Goldsmith, P. Feorino, E. L. Palmer, W. R. McManus。

Ⓒ《彩图科技百科全书》

Ⓢ 上海科技教育出版社

Ⓞ 其他图片来源：

P21 右上、P22 上、P50、P60、P79 右上、P105 右上、P111 右上、P137 左下、P142 左上、P155 右上、P155 左下，Wellcome Image 网站（wellcomeimages.org）；P23，上海科技馆－崔滢；P32，谢菁；P117 左上、P197 左下，余垚；P139 右下、P156 右下、P163 左下、P171、P173 右上、P190 右下，伍慧玲；P140 左上，'Brought to Life' website，the Science Museum，London；P147 左上，KNAW；P153 上，Courtesy of the Thomas Fisher Rare Book Library，University of Toronto，Banting Papers；P153 左下，Sanofi Pasteur Canada (Connaught Campus) Archives，Toronto；P156 左上，张瑞雯；P168 左上，G. Terry Sharrer, Ph.d.，National Museum Of American History；P180 右下，Professor Marko Turina，University Hospital，Zurich；P181 左上，Steven Fruitsmaak；P188 左上，吴燕华。

特别说明：若对本书中图片来源存疑，请与上海科技教育出版社联系。